Abnehmen mit Xylit

Effektiver Gewichtsverlust durch Birkenzucker.
Wie Sie mit der natürlichen Alternative zu Zucker
Süßes genießen können, Ihre Zähne heilen und Ihr
Wunschgewicht schnell erreichen

Tanja Ludwig

Achtung, Gratis-Bonusheft!

Inhaltsverzeichnis

Einleitung 9

Alles über Zucker: Eigenschaften, Folgen, Notwendigkeit & vieles mehr! 13

Was ist Zucker und wie wirkt er im Körper?........................... 13

Zucker als Ursache für Krankheiten & Einschränkungen 17

Warum ist Zucker dennoch so beliebt?.................................... 22

Die mächtige Zuckerlobby.. 29

Zusammenfassung: Den Zuckerkonsum reduzieren 35

Eine Ernährung ohne Zucker – was das bedeutet und wie es funktioniert 37

Wie funktioniert eine zuckerfreie Ernährung?........................... 37

Welche Vor- und Nachteile tauchen bei einer Zuckerreduktion auf? 40

Was tun, wenn Sie irgendwo zu Gast sind? 47

Zusammenfassung: Richtige Entscheidungen treffen, aber dennoch das Leben genießen 49

Zucker, Süßungsmittel, Zuckerersatzstoffe & Süßstoffe: Die verschiedenen Süßungsmittel im Überblick.................................. 51

Was ist was? Definitionen & Unterschiede............................... 51

Zucker und Zuckersorten 52

Süßungsmittel 54

Zuckerersatzstoffe 56

Süßstoffe 59

Welche Süßstoffe existieren?... 59

Stevia: Der populäre Süßstoff im Fokus 61

Auswirkungen der Süßstoffe auf die Gesundheit 62

Zusammenfassung: Stevia weckt die Neugier! 64

Abnehmen mit Zuckerersatzstoffen 65

Welche Zuckeraustauschstoffe eignen sich überhaupt zum
Abnehmen? 65

Die Zuckerersatzstoffe in der Praxis 66

Zusammenfassung: Wenn abnehmen, dann mit
Zuckerersatzstoffen! 70

Zuckerersatz Xylit im Porträt – Eine Geschichte für sich 71

Xylit im Wandel der Zeit: Aus der Studentenbude in die
Versenkung und schließlich zum Hilfsstoff 71

Die Vor- und Nachteile von Xylit auf einen Blick 75

Was unterscheidet Xylit von Zucker und den anderen
Zuckeraustauschstoffen? 75

Zusätzlich Wissenswertes rund um den Zuckerersatz Xylit 79

Zusammenfassung: Und deswegen soll es Xylit sein! 81

**Einsatzbereiche für Xylit – Was bei einzelnen Personengruppen,
in der Industrie sowie in der Küche möglich ist** 83

Unterteilung nach Personen 83

Unterteilung nach industriellem Einsatz 85

Die Spielräume in der Küche 87

Zusammenfassung: Der Zuckeraustauschstoff mit der besonderen
Note – Zwischen Zutat und Arznei 88

Praktischer Einsatz von Xylit in der Küche 89

Wo ist Xylit erhältlich? 89

Allgemeine Hinweise zur Anwendung 90

Probleme und Fragen, die beim Einsatz von Xylit aufkommen 93

Fazit: Wenig Umstellung, viel Ertrag! 94

Der Start in die Diät ohne Zucker 95

Die Basics: Elementare Regeln einer jeden Diät 95

14-Tage-Plan als Beispiel für eine zuckerreduzierte Diät 101

Xylit im Rahmen einzelner Ernährungsformen 109

Zusammenfassung: Schlagen Sie mehrere Fliegen mit einer
Klappe! 118

10 Rezepte als Vorgeschmack 119

Fünf Rezepte zum Backen 119

Fünf Rezepte zum Kochen 125

Schlusswort 131

Gratis-Bonusheft 133

Quellen 135

Einleitung

Das vorliegende Buch führt Sie in die tiefsten Geheimnisse der Zuckerersatzstoffe und Süßstoffe ein. Sie werden lernen, wie Sie diese im Rahmen einer Diät praktisch möglichst vielseitig einsetzen und damit den Zucker ersetzen können. Dabei liegt der Schwerpunkt dieses Buches auf dem Zuckerersatz Xylit. Es handelt sich dabei um einen natürlichen Stoff, der eine beeindruckende Geschichte vorzuweisen hat. Dieser Geschichte hat es Xylit u. a. zu verdanken, dass es heutzutage der bei Weitem am besten erforschte Zuckerersatzstoff ist. Diverse Informationen, die über andere Zuckeraustauschstoffe wie Erythrit und Sorbit existieren, sind allein auf die Erforschungen von Xylit und den Rückschlüssen daraus auf die weiteren Zuckerersatzstoffe zurückzuführen. Auf der Suche nach Alternativen zum Zucker erweist sich allem voran der natürliche Ursprung Xylits als großer Pluspunkt. Zwar wird der Stoff auf chemischem Wege extrahiert, aber dabei keineswegs verändert. Zu finden ist Xylit in der Birkenrinde, die mit ihren Inhaltsstoffen mannigfaltige positive Auswirkungen auf die menschliche Gesundheit hat. Doch auch das extrahierte Xylit geizt nicht mit den Aussichten auf eine allgemeine Verbesserung des Gesundheitszustandes: Von einer Mineralisierung und Stärkung der Zähne über Präventionsmöglichkeiten bei Mittelohrentzündungen bis hin zur Förderung von Diäten durch den geringen Kaloriengehalt. Sie finden in Xylit eine wahrhaft interessante Möglichkeit, Diäten ohne den Verzicht auf Süßes und mit vollem Genuss durchzuführen. Im Laufe der Zeit hat sich einiges an der Extraktion von Xylit geändert, sodass mittlerweile in der Industrie meistens der einfache Weg über eine Extraktion aus Maisstärke gewählt wird. Somit hat Xylit nichts mehr mit der hochwertigen Birkenrinde zu tun, aber natürlich und wirkungsvoll ist der Zuckeraustauschstoff trotzdem noch. Sollten Sie Wert auf möglichst hohe Qualität und Nachhaltigkeit in der Produktion legen, dann finden Sie nach wie vor hochqualitatives Xylit zum Verkauf. Es zeigt sich also: Reichlich Qualitätsstufen und die umfangreiche Wirkung machen Xylit zu einer interessanten Option. Die Menschen nehmen dies wahr und die Nachfrage steigt. Doch wieso sind Zuckerersatzstoffe wie Xylit – oder *vor allem* Xylit! – derart beliebt?

Genau das und noch viel mehr erfahren Sie in diesem Buch. Dabei fangen wir bei den Grundlagen im ersten Kapitel an, die bei Ihrer Motivation zum Lesen dieses Buches ansetzen und diese Motivation sogar weiter ausbauen. Denn Sie möchten abnehmen und irgendwie haben Sie erkannt, dass der Konsum von Zucker ein wesentlicher Punkt ist, der eine erfolgreiche Diät verhindert. Damit sind Sie bereits auf dem richtigen Weg und bekommen im ersten Kapitel alle Details zum Thema Zucker vor Augen geführt. So werden Sie in der Lage sein, selbst zu beurteilen, wie schädlich und kontraproduktiv ein hoher Zuckerkonsum unter den verschiedensten Gesichtspunkten ist. Im zweiten Kapitel widmen wir uns dem nächsten Schritt, der sich bereits mit der Abkehr vom Zucker auseinandersetzt: Ist es möglich, ohne Zucker zu leben? Und, wenn ja: Was bedeutet ein Leben ohne Zucker überhaupt? Dabei liefert das Gratis-Bonusheft zu diesem Buch einen umfassenden Überblick über die vielen versteckten Zuckerfallen, die uns täglich begegnen und wie man diese am besten meiden kann. Alle Hinweise zum Download des Bonusmaterials finden Sie am Ende dieses Buches.

Im weiteren Verlauf des Buches läuten wir gemeinsam den Wandel ein und befassen uns mit den Zuckeraustauschstoffen und Süßstoffen im Allgemeinen sowie den speziellen Arten, die es gibt. Hier erwarten Sie zahlreiche Informationen über die besagten Stoffe, die Sie kaum oder gar nicht erwarten würden. Auf diese Weise werden Sie merken und zusätzlich erklärt bekommen, wieso ausgerechnet die Diäten mit den Zuckerersatzstoffen so vielversprechend sind.

Danach kommt der große Abschnitt dieses Buches über den faszinierenden Zuckerersatz Xylit. Neben einem allgemeinen Steckbrief gehen wir dabei bis tief ins Detail. Lernen Sie Einsatzbereiche sowie die Praxis in der Küche genauestens kennen! Verschaffen Sie sich einen Eindruck davon, wieso ausgerechnet Xylit bei einer Diät hilfreich ist. Starten Sie anschließend mit Ihrem 14-Tage-Plan durch und lassen Sie sich von zehn Rezepten inspirieren. Ein Schlusswort rundet dieses Buch als Gesamtpaket ab.

Da zurzeit die kohlenhydratreduzierten Diäten stark im Aufwärtstrend sind, ist Xylit kompatibel mit den verschiedensten Ernährungsformen: ob Low Carb oder Keto-Ernährung oder andere ausgefallene Konzepte. Damit Sie Xylit optimal mit Ihrer jeweiligen Ernährungsform kombinieren können, wird ein erheblicher Bestandteil dieses Buches sein, Ihnen die Ernährungsformen in einem separaten Kapitel kurz vorzustellen und die Vorteile des Xylit-Konsums speziell im Rahmen dieser Ernährungsform zu erläutern.

Es steht Ihnen ein wissens- und erkenntnisreiches Programm bevor, welches im Rahmen dieses Buches für Sie interessant aufbereitet wird. Bleiben Sie am Ball und beachten Sie bei all den Informationen über Xylit und Co. vor allem eines: Sie haben hier den Schlüssel zu einer erfolgreichen Diät in der Hand!

All die Ernährungsumstellungen, die bisher scheiterten, können allein durch den einen Zuckerersatz Xylit in Vergessenheit geraten, da dieser Ihnen hilft, ohne großen Aufwand abzunehmen. Manchmal liegt die Lösung eben in den kleinen Dingen…

▶ Möchten Sie backen, kochen und Süßes genießen, ohne ein schlechtes Gewissen haben zu müssen?

▶ Träumen Sie davon, unbeschwerter und kontaktfreudiger Ihren Alltag zu begehen?

▶ Wünschen Sie sich eine schlankere Figur, die Sie durch ein lachendes und frisches Äußeres sowie mit stylischer Mode selbstbewusst nach außen präsentieren können?

Wenn Sie sich bei nur einem dieser Aspekte ansatzweise angesprochen fühlen, dann lernen Sie mit einer extra Prise Wissenschaft und Unterhaltung in diesem Buch den Nutzen von Xylit detailreich kennen!

Alles über Zucker: Eigenschaften, Folgen, Notwendigkeit & vieles mehr!

Dieses erste Kapitel hat keineswegs das Ziel, ein Feindbild zu schaffen, aber es könnte wohl durchaus so klingen. Grund dafür ist, dass Sie beim Lesen immer wieder über die negativen Aspekte des Zuckerkonsums stolpern werden. Doch seien Sie sich sicher: Trotz der vielen Negativpunkte ist dieses Kapitel absolut objektiv, was Sie an der guten und fundierten Studienlage als Quellen merken werden. Arbeiten wir uns nun Schritt für Schritt durch die Thematik hindurch.

Was ist Zucker und wie wirkt er im Körper?

Auf den Packungen bei den Nährwertangaben sehen Sie Zucker immer unter den Kohlenhydraten aufgeführt. Doch irgendwas muss am Zucker besonders sein, wird er doch in der Regel als einziges Kohlenhydrat separat in der Nährwerttabelle aufgeführt. Bereits diese Sonderauflistung des Zuckers weist darauf hin, dass er sich von den weiteren Kohlenhydraten unterscheidet.

Das extra schnelle Kohlenhydrat

Was den Zucker auszeichnet, ist dessen schnelle Wirkung im Körper. Ehe wir diese Wirkung näher beleuchten, schauen wir uns zunächst den Aufbau einiger verschiedener Kohlenhydrate an:

Zuckerart	Arten	Anzahl der Grundbausteine	Vorkommen
Einfachzucker (Monosaccharide)	▶ Glukose (Traubenzucker) ▶ Fruktose (Fruchtzucker) ▶ Galaktose (Schleimzucker)	1	▶ Obst ▶ Honig ▶ Gemüse ▶ Milch ▶ Milchprodukte ▶ Blut

Zweifachzucker (Disaccharide)	▶ Saccharose (Rohr- und Rübenzucker) ▶ Maltose (Malzzucker) ▶ Laktose (Milchzucker)	2	▶ Obst ▶ Gemüse ▶ Haushaltszucker ▶ Bier ▶ Malzprodukte ▶ Zuckerrüben
Vielfachzucker (Polysaccharide)	▶ Stärke ▶ Glykogen	100 bis über 5.000	▶ Leber ▶ Muskulatur ▶ Kartoffeln ▶ Getreide ▶ Hülsenfrüchte

Der Inbegriff von Zucker sind die Ein- und Zweifachzucker. Beide Kohlenhydratarten verfügen lediglich über einen bzw. zwei Grundbausteine. Ohne nun allzu tief in die Biologie eintauchen zu wollen: Kohlenhydrate müssen wie alle anderen Nährstoffe aufgespalten werden, um über die Nahrung aufgenommen werden zu können. Es ist nur allzu naheliegend, dass ein bzw. zwei Grundbausteine leichter aufzuspalten sind als 100 bis über 5.000. Die Folge davon ist, dass alles, was simple Zuckerstrukturen enthält, schnell vom Körper verwertet wird. Um genau zu sein, wird es bereits auf den ersten Zentimetern im Mund durch das Speichelenzym Amylase aufgespalten und dadurch direkt über die Dünndarmwand ins Blut aufgenommen. Man spricht umgangssprachlich deswegen auch davon, dass Zucker „ins Blut schießt".

Eine Ausnahme unter den Einfachzuckern gibt es jedoch: den Fruchtzucker. Dieser wird tatsächlich trotz seiner simplen Struktur im Dünndarm nur bedingt verstoffwechselt. Stattdessen erfolgt eine Weiterleitung an den Dickdarm. Die dort ansässigen Bakterien verarbeiten die Fruktose, was zur Entstehung von Gasen und Säuren führt, die wiederum Blähungen und Durchfall fördern. Was nicht von den Bakterien verarbeitet wird, wird in die Leber weitergeleitet. Diese Weiterleitung an die Leber hat weitreichende Konsequenzen. Denn die Aufnahme von Fruktose in die Leber wird nicht reguliert, was hingegen bei anderen Zuckern der Fall ist. Stattdessen kommt es zu einem Überschuss in der Leber, woraufhin die Fruktose in Fett umgewandelt wird. Es werden infolge dessen Fettsäuren neu synthetisiert, woraufhin der Fettsäurespiegel in der Leber ansteigt. Dieser erhöhte Fettsäurespiegel hemmt den Abbau von Fettsäuren, was die Entstehung eines in der Wissenschaft neuerdings immer häufiger diskutierten Krankheitsbildes zur Folge hat: der nichtalkoholischen Fettleber. Nun ist Fruchtzucker nicht immer derart schädlich.

So hat sich bereits gezeigt, dass er – in moderaten Mengen eingenommen – durchaus nicht auf die Leber schlägt und stattdessen zum Teil verwertet, zum Teil ausgeschieden wird. Somit steht dem einen oder anderen Stück Obst am Tag nichts im Wege. Problematisch ist jedoch, dass Fruchtzucker mittlerweile diversen Lebensmitteln vonseiten der Industrie zugesetzt wird. Grund dafür ist, dass er eine höhere Süßkraft hat als der Haushaltszucker, der übrigens zur Hälfte aus Glukose und zu Hälfte aus Fruktose besteht. Die Mengen an Fruktose, die wir somit bei Fertiggebäck, Süßigkeiten und Getränken zu uns nehmen, enthalten deshalb für die Leber potenziell schädliche Konzentrationen.

Der schnell ansteigende Blutzuckerspiegel

Man könnte meinen, es sei gut, dass der Körper schnell Zucker bekommt, da Zucker den Körper mit Energie versorgt. Es stimmt zwar, dass Zucker Energie liefert. Manchmal ist sogar ein direkter Zuckerschub erforderlich – so zum Beispiel bei einer Unterzuckerung, wie es häufig bei Diabetikern beobachtet wird. Aber dies ist ein medizinischer Ausnahmefall und sogar ein Notfall. Bei einem gesunden Menschen ist eine allmähliche Abgabe von Zucker ins Blut produktiver. Sehen wir uns einmal an, was passiert, wenn der Zucker ins Blut schnellt:

1. Zunächst schüttet der Körper das Hormon Insulin aus, welches er in der Bauchspeicheldrüse produziert.
2. Das Insulin ist für den Transport des Zuckers aus dem Blut in die Zellen notwendig.
3. Bei hohem und häufigem Zuckerkonsum bildet sich wesentlich mehr Insulin als unter anderen Bedingungen.
4. Wird dauerhaft viel Zucker konsumiert, dann kristallisieren sich zwei Risiken heraus:
   a. Insulinresistenz: Der Körper reagiert nicht mehr auf das Insulin und es kann kein Zucker aus dem Blut abgebaut werden.
   b. Zerstörung der Beta-Zellen: Die Beta-Zellen sind für die Produktion von Insulin zuständig und können durch eine Immunreaktion infolge zu hohen Zuckerkonsums zerstört werden.

Wussten Sie schon?

Der Name Insulin stammt vom lateinischen Wort Insula ab, was auf Deutsch „Insel" bedeutet. Die Beta-Zellen, die das Insulin produzieren, liegen nämlich in den Langerhans-Inseln. Dies ist eine Zellansammlung in der Bauchspeicheldrüse.

Sind die komplexen Kohlenhydrate besser für die Gesundheit als der Zucker?

Die Antwort auf diese Frage lässt sich eindeutig bejahen. Denn die Vielfachzucker – in der Fachsprache Polysaccharide genannt – müssen zunächst im menschlichen Körper einen umfangreichen Prozess der Spaltung zu Einfachzuckern durchlaufen. Die Spaltung verläuft unter tatkräftiger Beteiligung folgender Enzyme:

- ▶ Speichelenzym Amylase im Mund

- ▶ Weitere Amylasen und die Enzyme Glukosidasen im Magen

- ▶ Weitere Glukosidasen (Maltase, Saccharase & Laktase) aus der Dünndarmschleimhaut spalten die mittlerweile Zweifachzucker in Einfachzucker

Die aus komplexen Kohlenhydraten gewonnenen Glukose-Moleküle werden langsam ins Blut abgegeben. Alles, was aktuell nicht benötigt wird, wandelt der Körper in Glykogen um und speichert es in den Muskeln sowie in der Leber. Sinkt zwischendurch der Glukosespiegel, dann wird das Glykogen erneut in Glukose umgewandelt und ins Blut abgegeben.

Sie sehen jedoch: Komplexe Kohlenhydrate werden nur langsam ins Blut abgegeben und dies auch nur bis zu einer bestimmten Konzentration. Ansonsten werden sie gespeichert und bei Bedarf ins Blut abgegeben. Zucker wiederum schießt immer ins Blut und lässt den Blutzuckerspiegel ansteigen. Dies führt zu vielen negativen Abläufen im Körper, wie Sie im weiteren Verlauf dieses Kapitels noch lernen werden. Darüber hinaus hat Zucker keinen Nutzen und liefert keine langfristige Energie. Der Großteil der durch Zucker eingenommenen Kalorien ist nutzlos, weswegen man sie als „leere Kalorien" bezeichnet.

Wussten Sie schon?

Die bei weitem komplexesten Kohlenhydrate sind die Ballaststoffe. Sie bestehen aus 8.000 bis 12.000 Glukose-Bausteinen und sind dadurch für den Körper nicht verdaulich. Dieser Tatsache zum Trotz haben sie wichtige Funktionen:

- ▶ Anregung der Kaufunktionen durch feste Struktur
- ▶ Vermehrte Abgabe von Verdauungssäften durch hohe Verweildauer im Magen
- ▶ Erhöhung der Darmbewegung durch Aufquellen im Darm

Alles in allem tragen Ballaststoffe zur besseren Verdauung und Sättigung bei. Da sie zeitgleich unverändert ausgeschieden werden, tragen sie zur Kalorienbilanz des Körpers nicht bei.

Fazit

Somit ist nun bis hierhin auf Basis der Wirkungsweise im und auf den Körper veranschaulicht, was Zucker ist und wieso hoher Zuckerkonsum kontraproduktiv ist. Dies lässt naheliegen, dass der Konsum komplexer Kohlenhydrate für die Gesundheit vorteilhaft ist.

Zucker als Ursache für Krankheiten & Einschränkungen

Nachdem wir uns eingehend mit der Wirkung von Zucker befasst haben, wollen wir uns nun den Folgen von hohem Zuckerkonsum in diesem Kapitelabschnitt widmen. Welche Folgen hat hoher Zuckerkonsum langfristig für den Menschen? Eine genaue Betrachtung führt uns zu einer Vielzahl möglicher Krankheiten und Einschränkungen, deren Wahrscheinlichkeit bei hohem Zuckerkonsum wesentlich vergrößert ist.

Diabetes

Bei Diabetes handelt es sich um eine wahre Volkskrankheit. Bei knapp 6,7 Millionen offiziell Betroffenen und einer unbekannten Dunkelziffer an Personen, die sich ihrer Erkrankung nicht bewusst sind, ist ein Anteil von fast 10 % der deutschen Bevölkerung an Diabetes erkrankt. Diabetes gibt es in zwei verschiedenen Typen, wobei beide Typen dieselben Gefahren und Einschränkungen mit sich bringen:

- ▶ Blutzuckermessungen
- ▶ Spritzen
- ▶ Abgestorbene Füße

Es kommt durch den „diabetischen Fuß" sogar zu knapp 29.000 Amputationen jährlich in Deutschland. Fühlen wir den beiden Diabetes-Typen näher auf den Zahn.

Diabetes Typ 1: Seltene Form mit Zerstörung der Beta-Zellen

Der Diabetes Typ 1 ist die seltenere Form, die aus einer Zerstörung der Beta-Zellen in der Bauchspeicheldrüse resultiert. Dadurch sind weder Insulin-Ausschüttung noch Insulin-Produktion möglich. Demzufolge kommt es bei zu hoher Zuckereinnahme zu einer potenziell lebensbedrohlichen Situation. Um einer Überzuckerung entgegenzuwirken, wird von außen über eine Spritze Insulin dem Körper zugeführt.

Diabetes Typ 2: Häufigste Form mit Insulinresistenz

Der Diabetes Typ 2 zeichnet sich dadurch aus, dass durch häufigen Zuckerkonsum und folglich ebenso häufiger Zuckerausschüttung die Insulinresistenz des Körpers – also die Empfindlichkeit für eine Insulinausschüttung – sinkt. Dementsprechend wird Insulin durch einen Gewöhnungseffekt des Körpers seltener ausgeschüttet. Es treten im Körper schleichend Prozesse auf, die die Krankheit ans Tageslicht bringen. Waren früher noch hauptsächlich ältere Personen vom Typ 2 betroffen und sprach man in diesem Zusammenhang vom Altersdiabetes, haben sich die Dinge im Laufe der Zeit gewandelt. Denn durch den industriell zugesetzten Zucker in diversen Produkten und folglich hohen Zuckerkonsum durch die verschiedensten Lebensmittel, sind nicht mehr nur die süßen Sünden eines ganzen Lebens notwendig, um am Diabetes Typ 2 zu erkranken. Viel häufiger tritt diese Erkrankung deswegen bereits bei Kindern und Jugendlichen in Erscheinung.

Hinweis!

Neben diesen beiden Diabetes-Typen existieren noch weitere. Allerdings handelt es sich dabei nur um Unterkategorien und Klassifizierungen, die keinerlei medizinische Relevanz haben. Alle Typen gehören somit Diabetes Typ 1 bzw. Diabetes Typ 2 an.

Gefäßerkrankungen

Bereits von Anfang an und bei nur wenig oder zeitweise erhöhten Blutzuckerwerten machen sich Veränderungen in den Gefäßen bemerkbar. Diese bergen ein hohes Risiko, da sie das Wechselspiel zwischen Blut und Gefäßwänden erheblich stören. Durch Verzuckerungen in den Strukturproteinen an den Gefäßwänden und in den Blutzellen steigt das Risiko von Thromben, die Minderdurchblutungen zur Folge haben. Solche Minderdurchblutungen vermindern oder blockieren den Blutfluss komplett, was neben dem bereits erwähnten diabetischen Fuß zu anderen ernsten Erkrankungen beiträgt:

- ▶ Herzinfarkt

- ▶ Schlaganfall

- ▶ Bluthochdruck

Herzinfarkt & Schlaganfall: Wenn die Pumpe & das Gehirn akut gefährdet sind

Das Herz ist die Blutpumpe unseres Körpers. Es sorgt dafür, dass Blut und somit auch Sauerstoff sowie Nährstoffe zirkulieren. Aber auch das Herz selbst muss durchblutet werden. Hierzu überziehen sogenannte Herzkranzarterien das Herz. Kommt es in einer dieser Herzkranzarterien zu einer Verstopfung, so tritt der Notfall ein: Bereits in wenigen Minuten sterben die nicht mit Sauerstoff versorgten Herzmuskelzellen ab. Dies ist nicht automatisch ein Todesurteil, gibt es doch im gesamten Herzen eine Vielzahl an Muskelzellen. So ist es durchaus möglich, dass die verstopfte Herzkranzarterie lediglich einen kleinen Anteil an Herzmuskelzellen absterben lässt. Dies hätte einen sogenannten stummen Herzinfarkt zur Folge; stumm deshalb, weil er nicht bemerkt wird oder sich nur kurzfristig minimal bemerkbar macht. Verstopfungen von Herzkranzarterien können auch an derart ungünstigen Stellen auftreten, dass es zu einem akuten Notfall kommt, bei welchem die betroffene Person schnell im Krankenhaus behandelt werden muss, um zu überleben.

Was den Schlaganfall angeht, so ergibt sich hier dieselbe Problematik. Ein Unterschied ist natürlich das betroffene Organ, welches das Gehirn ist. Das Gehirn als zentrales Steuerorgan unseres Körpers wird für diverse Abläufe benötigt, die von der Motorik über die Sprache bis hin zum Fühlen, Denken und vielen weiteren Aufgaben reichen. Ein angeschlagenes Herz kann man ersetzen, aber ein Gehirn, welches nicht mehr funktioniert, hat den unmittelbaren Tod zur Folge oder ein Leben mit Einschränkungen bis zu schwerwiegenden Behinderungen. Im Klartext sprechen wir davon, dass durch Durchblutungsstörungen im Gehirn Zellen bzw. Hirnareale absterben. Diese haben verschiedene Aufgaben, die ohne Sauerstoff nicht erfüllt werden können. Stirbt beispielsweise im Sprachzentrum ein Areal ab, so ist es möglich, dass die Person in der Folge nicht mehr sprechen kann, dies nur noch undeutlich tut, stottert oder sich eine andere Einschränkung ergibt. Nun ist es zwar möglich, dass im Rahmen einer Reha und mittels umfangreicher Übungen andere Bereiche diese Defizite kompensieren und die Person im Anschluss wieder beschwerdefrei leben kann. Aber der Weg dahin ist lang und ungewiss. Neben dem Absterben einzelner Bereiche des Gehirns ist ein Schlaganfall mit endgültigem und unwiderruflichem Tode des Menschen ebenso möglich. Also erneut ein ernstzunehmender Notfall.

> **Wir lernen...**
>
> Durch die aus hohem Zuckerkonsum resultierenden Gefäßveränderungen sind unmittelbar das Herz und das Gehirn gefährdet, weil bei beiden Organen dadurch Zellen und Bereiche absterben. Dies kann neben dem Tode zu einem stark eingeschränkten Leben führen. Das Ausbleiben von Gefäßerkrankungen durch geringeren Zuckerkonsum steigert die Wahrscheinlichkeit, länger ohne derartige Erkrankungen zu leben.

Bluthochdruck: Unwohlsein mit Tendenz zum Notfall

Bluthochdruck resultiert u. a. aus Ablagerungen in den Gefäßen. Diese erfordern eine Steigerung des Blutdrucks, um trotz Ablagerungen den Körper adäquat mit Sauerstoff und Nährstoffen zu versorgen. Allerdings ist der Bluthochdruck die Ursache für zahlreiche Beschwerden, die häufig auftreten und somit den Alltag klar erschweren:

- ▶ Übelkeit

- ▶ Kopf- und Herzschmerzen

- ▶ Schwindel

Zudem kommt es durch Bluthochdruck zu Ausbuchtungen und schlimmstenfalls gar zum Platzen von Gefäßen. So ist der blutige Schlaganfall beispielsweise eine Sonderform, die rund 20 % der Schlaganfälle ausmacht. Hier breitet sich eine Blutung zwischen Gehirn und Schädeldecke aus. Da die Blutung an dieser Stelle keine Austrittsmöglichkeit hat, drückt sie auf bestimmte Areale des Gehirns. Dieser blutige Schlaganfall ist potenziell gefährlicher als ein Schlaganfall infolge eines verstopften Gefäßes, welcher als Hirninfarkt bezeichnet wird.

Verminderte geistige Leistungsfähigkeit

Diabetes und Gefäßerkrankungen haben wir nun soweit behandelt, doch sind wir damit noch längst nicht am Ende der durch Zucker hervorgerufenen Erkrankungen und Einschränkungen. Einem sehr interessanten Punkt widmen wir uns nun; interessant, weil dieser Aspekt keine Erkrankung behandelt, sondern eine Auswirkung auf unsere geistige Leistungsfähigkeit. Diese wird mehreren Quellen zufolge durch Zuckerkonsum erheblich beeinträchtigt.

Die Theorie: Entzündungen im Hippocampus

Zwei interessante Belege gibt es hierzu:

Die australische Wissenschaftlerin Margaret Morris führte Versuche an Ratten durch. Ratten sind für ihr gutes Orientierungsvermögen bekannt. Morris verabreichte den Tieren eine Woche lang stark zuckerhaltige Nahrung. Das Ergebnis: Den Tieren gelang es kaum, Räume wiederzuerkennen oder Dinge zu finden. Morris führte mehrere dieser Versuche mit verschiedenen zuckerhaltigen Lebensmitteln durch und erhielt immer ähnliche Ergebnisse: Der Zucker hinterließ Veränderungen in der geistigen Leistungsfähigkeit. Doch nicht nur das: Auch die Strukturen im Gehirn änderten sich.

Ein weiterer Beleg, diesmal an Menschen: 141 gesunde Senioren nahmen an einem Test der Berliner Charité teil. Forscher gaben den Senioren 15 Wörter mit auf den Weg, die eine halbe Stunde lang im Gedächtnis verbleiben sollten. Anschließend fanden Untersuchungen statt. Es zeigte sich bei diesen Untersuchungen zweierlei: Einerseits wiesen die Senioren mit häufig hohem Blutzuckerspiegel schlechtere Ergebnisse auf als jene mit normalem Blutzuckerspiegel. Andererseits stellte man fest, dass die Senioren mit dem häufig erhöhten Blutzuckerspiegel einen kleineren und schlechter strukturierten Hippocampus hatten.

Weitere Hinweise liegen in den Blutzuckerschwankungen

Die Blutzuckerschwankungen sind ein weiterer Punkt, der zu einer verminderten geistigen Leistungsfähigkeit beiträgt. Anfangs noch durch den Zucker aufgedreht, gelingt es dem Menschen nicht, sich aufs Wesentliche zu konzentrieren. Doch auch nachdem der Blutzuckerspiegel sinkt, ergeben sich Probleme. So kommt es zu Heißhunger und infolge dessen zu Konzentrationsproblemen. Da Konzentration ein wesentlicher Bestandteil der geistigen Leistungsfähigkeit ist, sehen Sie darin eine weitere Erklärung, wieso Zucker die Leistungsfähigkeit des Gehirns mindert.

Fazit

Es sind Fakten. Es sind erwiesene Fakten, die veranschaulichen, auf wie vielen Wegen Zucker unserer Gesundheit in unserem Leben schaden kann. Es sind unumstößliche Fakten, die uns umgeben. Trotzdem - trotzdem! - nehmen wir das Risiko des hohen Zuckerkonsums einfach hin. Beim Junkie, der seine Heroinspritze braucht, schreien wir auf. Auch der Alkoholismus wird mit dem Ernst betrachtet, der angemessen ist. Doch beim Zuckerkonsum winken wir ab. Wir nehmen es in Kauf, dass wir durch den

Zuckerkonsum mit einer tickenden Zeitbombe in uns leben. Diese tickende Zeitbombe begegnet uns indessen buchstäblich überall.

Warum ist Zucker dennoch so beliebt?

Wir knüpfen mit diesem Abschnitt direkt an dem Fazit von eben an: Wieso nehmen wir es denn in Kauf, dass wir unserer Gesundheit eine tickende Zeitbombe wie den Zucker zumuten? Wieso ist Zucker in der Gesellschaft unterm Strich trotz allem derart beliebt? Das beleuchten wir in diesem Unterkapitel. Machen Sie sich auf etwas gefasst, denn wir beleuchten damit einen Sachverhalt, der sich auf sehr vielen verschiedenen Ebenen ergründen lässt. Doch fangen wir Schritt für Schritt an.

Achtung: Hier erwartet Sie Zucker!

Um dem Phänomen der enormen Beliebtheit des Zuckers auf den Grund zu gehen, schauen wir uns zunächst an, wo er uns überhaupt begegnet.

Mittlerweile werden wir von Zucker förmlich überflutet. Das Schlimmste daran ist, dass wir den Zuckergehalt bestimmter Lebensmittel einfach unterschätzen. Des Weiteren wird der Zuckergehalt sogar bewusst vor uns verborgen. Denn auf den Nährwerttabellen ist so ziemlich immer der Zuckergehalt auf 100 g eines Lebensmittels oder sogar noch weniger angegeben. Das sorgt dafür, dass uns die hohe Menge, die wir aufnehmen, gar nicht bewusst wird.

Außerdem heißt es bei bestimmten Produkten immer, sie seien gesund, weil sie Vitamine oder sonstige wertvolle Nährstoffe enthielten. Dies ist allerdings nur ein Deckmantel für deren wahre Identität als vitaminarme Zuckerbomben.

Ein paar Beispiele:

- ▶ Der Fruchtjoghurt von Bauer enthält 11,5 Zuckerwürfel (!) pro Becher

- ▶ Ein Glas Wasser von 02-Active kommt auf stolze 5 Zuckerwürfel pro Glas

- ▶ Früchtemüsli enthält teilweise fast bis zu einem Drittel Zucker

Wir lernen...

Was bei den drei soeben genannten Beispielen auffällt, ist, dass es sich dabei um durchaus als positiv beworbene Lebensmittel handelt. Insbesondere die Fruchtjoghurts gelten als zum Teil äußerst vitaminreich. Doch der Gehalt an Vitaminen ist gering und die Menge an Zucker macht die Produkte für einen gesunden Lebenswandel untauglich.

Das 02-Active Wasser mag zwar als positiv und isotonisch gelten. Doch die fünf Zuckerwürfel in nur einem Glas geben ein ernüchterndes Bild ab. Früchtemüsli, als Kraft spendend und gesund geltend, weist fast zu einem Drittel Zucker auf. Bei diesen Zuckermengen scheint es mit der Gesundheit dann wohl doch nicht so weit her zu sein.

Zucker ist in vielen Lebensmitteln der Hauptbestandteil und zu unserem Unglück noch dazu sehr gut verborgen. Hinzu kommt, dass manche Produkte wie Joghurts meistens sogar mehrere Male hintereinander gegessen werden: Insbesondere trifft das beispielsweise bei den von Kindern so beliebten Fruchtzwerge zu.

Aus der Notwendigkeit heraus wollen wir uns nun gemeinsam die existierenden Zuckerfallen näher ansehen. Zunächst ist es lediglich eine Aufzählung, die nur einige der Zuckerfallen abbildet. Im kostenlosen Bonusmaterial zu diesem Buch wird auf diese genauer eingegangen. Dort werden Sie zudem zahlreiche Tipps für Alternativen erhalten. Hier erstmal die kleine Übersicht:

Lebensmittelgruppe	▶ Produkte mit (verstecktem) Zucker
Getränke	▶ Smoothies ▶ Aromatisiertes Wasser ▶ Fruchtsaft & Fruchtsaftgetränke
Frühstücksprodukte	▶ Frühstückszerealien für Kinder ▶ Obstkonserven ▶ Früchtemüsli
Milchprodukte	▶ Milchmixgetränke mit Früchten ▶ Fruchtjoghurt und -quark ▶ Trinkfertiger Kakao
Desserts & Süßwaren	▶ Rote Grütze ▶ Müsliriegel ▶ Speiseeis

Saucen & Fertigprodukte	▶ Ketchup
	▶ Fertigsaucen in Flaschen
	▶ Feinkostsalate

Einige der genannten Lebensmittel mit verstecktem Zucker werden Ihnen wohl bereits bekannt sein. Andere wiederum könnten Ihnen neu sein. Bedenken Sie dabei, dass die in der Tabelle genannten Lebensmittel nicht deswegen genannt werden, weil sie ein bisschen Zucker enthalten. Es handelt sich bei all diesen Lebensmitteln um solche, die in Relation zu den sonstigen Nährstoffen eine signifikante Menge an Zucker beinhalten. Insbesondere die Gruppe der Frühstücksprodukte ist ein einziger Betrug. „Betrug" ist dabei keineswegs radikal gemeint, sondern absolut berechtigt. Denn wohl kaum eine Gruppe wird „für den wertvollen Start in den Tag" derart angepriesen und als positiv vermarktet wie Frühstücksprodukte. Doch es geht noch weiter:

Hinweis!

Diverse Studien zeigen den gesundheitlichen Nutzen eines Frühstücks auf und belegen den gesundheitlichen Mehrwert spezieller Produkte. Doch werfen Sie einmal einen Blick darauf, wer die jeweiligen Studien durchführte bzw. in Auftrag gab. Falls Sie dort des Öfteren Namen von Herstellern für Frühstücksprodukte, wie z. B. Nestlé, vorfinden, dann müssen Sie sich nicht wundern. Denn natürlich geben die Hersteller vermehrt einzelne Studien in Auftrag, die den Verbraucher beruhigen sollen. Objektiv sind diese Studien allerdings nicht. Es lässt sich klar von Verbrauchertäuschung sprechen.

Auf der Suche nach der Antwort auf die Frage, wieso Zucker so beliebt ist, stoßen wir also zuerst auf die vielen zuckerhaltigen Produkte, die uns im Supermarkt umgeben und die zudem als positiv beworben werden.

Schon früh werden die falschen Angewohnheiten etabliert

Leider sind es nicht nur die Hersteller, die zuckerhaltige Lebensmittel vermarkten und reichhaltig anbieten. Wenn wir ehrlich sind, beginnt die irreführende Werbung bereits früher; nämlich in der Kindheit. Wie hieß es früher doch oft?

▶ „Wenn du deinem Opa hilfst, dann bekommst du ein Eis." -> Zucker als leckere Belohnung

▶ „Zur Strafe gibt es eine Woche nichts Süßes." -> Zucker wird als begehrtes Mittel instrumentalisiert

▶ „Zum Spieleabend holen wir uns was zum Knabbern." -> Zucker als Krönung

Es tritt also in vielfacher Hinsicht bereits früh eine falsche psychologische Programmierung ein. Ohne mit dem Finger auf jemanden zeigen zu wollen: Den größten Anteil an den Folgen für die Kinder tragen die Eltern. Wie wir es auch drehen und wenden, führt der Weg zu den Eltern, die ihr Kind eigentlich doch nur lieben und beschützen wollen.

Dabei lassen sich einige Wege ausmachen, auf welchen Kinder im Hinblick auf Zucker schon früh negativ beeinflusst werden.

Falsche Programmierung

Es existiert ein einzigartiges Buch zur Zuckerentwöhnung, welches als Quelle für dieses Buch herangezogen wurde. Das Buch verfolgt dabei einen ganz anderen Ansatz als die meisten Ratgeber und betrachtet das Thema Zuckerentwöhnung von einer völlig neuen Seite. Sie können sich das Buch gern ergänzend durchlesen. In Kombination mit diesem Werk erhalten Sie eine umfassende Beratung für Ihren Weg. Das Buch ist von Allen Carr & John Dicey und heißt *Endlich ohne Zucker!*

Jedenfalls geht es in dem Buch u. a. darum, dass wir Menschen bereits von klein auf einer Gehirnwäsche unterzogen werden, was Zucker angeht. Exakt das Wort „Gehirnwäsche" findet in dem Buch Anwendung und dieser Begriff lässt sich nachvollziehen. Denn seit unserer Kindheit bekommen wir das völlig verkehrte Gefühl vermittelt, Zucker sei etwas Besonderes. Das alles klingt ungefähr so:

▶ Bonbons, Eis, Kuchen und Kekse sind eine Belohnung, wenn wir brav waren!

▶ Beim Zucker handelt es sich um puren Genuss, weil er süß ist!

▶ Zucker hat besondere Vorteile und Nutzen, da er uns glücklich macht!

Von Beginn an bekommen wir diese Inhalte im Regelfall exakt so oder ähnlich vermittelt. Natürlich heißt es, Zucker dürfe nicht zu oft gegessen werden, da er ungesund sei. Aber dennoch wird er im gleichen Zuge meistens mit positiven Eigenschaften versehen. So sind wir von klein auf an den Gedanken gewöhnt – ja wahrhaftig programmiert – Zucker sei besonders, ein Geschmacksträger und gleichzeitig irgendwie unverzichtbar.

Bei der ganzen Sache spielt die Gewohnheit eine große Rolle. Doch was ist nun, wenn wir uns und unsere Kinder an eine andere Sache gewöhnen: Nämlich an andere Nährstoffe und Lebensmittel, was absolut möglich ist!

Hinweis!

Unser Planet ist voll von „Naschkatzen", denen es schwerfällt, sich den hohen Zuckerkonsum abzugewöhnen. Aber sobald sich diese Personen die folgenden Dinge klarmachen, läuft eine Zuckerreduktion tendenziell sehr einfach ab:

1. Unser Drang nach Zucker basiert auf einer völlig falschen Philosophie, Denkweise und Programmierung, die wir seit unserer Kindheit eingetrichtert bekommen.

2. Wahrer Geschmack bedeutet nicht, vom Zucker in den Bann gezogen zu sein und Süßes ohne Ende zu konsumieren.

3. Kocht man sich regelmäßig und abwechslungsreich Gemüse, Fisch und andere gehaltreichen Nahrungsmittel, verfliegt das Bedürfnis nach Zucker und man entdeckt eine beeindruckende Vielfalt im Essen.

4. Es geht hauptsächlich darum, andere – und zwar gesunde – Gewohnheiten zu entwickeln.

5. Diverse natürliche Zuckerersatzstoffe ermöglichen einen kalorienarmen, süßen und ohne Auswirkungen auf den Blutzuckerspiegel stattfindenden Genuss.

Adaption der Kinder bereits im Mutterbauch

Ein sehr interessanter Ansatz von Tübinger Wissenschaftlern ist in einer Reportage des SWR zu sehen. Diese Reportage trägt den Namen *Droge Zucker? Der Kampf gegen die süße Gefahr*.

Der Ansatz der Tübinger Wissenschaftler sah wie folgt aus:

1. Die Reaktionszeiten des Kindes im Gehirn richten sich nach dem Stoffwechsel der Mutter.
2. Dabei fällt auf, dass das Kind sich an sämtliche Bedingungen anpasst.
3. Ist somit der Zuckerkonsum der Mutter hoch, dann findet eine Anpassung im Gehirn des Kindes und in dessen gesamtem Körper statt.
4. Somit gewöhnt die Mutter das noch ungeborene Kind an den Nährstoff Zucker.

Diese Theorie der Tübinger Wissenschaftler spiegelt sich auch im Schwangerschaftsdiabetes wider. Hierbei handelt es sich um eine Form von Diabetes, bei der die Mutter einen erhöhten Bedarf an Blutzucker aufweist. Es ist wissenschaftlich erwiesen, dass auch die Wahrscheinlichkeit des Kindes steigt, an Diabetes zu erkranken oder aber später übergewichtig zu werden.

Bei Kindern einen Wandel bewirken!

Insbesondere Kinder sind sehr beeinflussbar. Hier zeigt sich ein Vorteil: Sie sind in der Lage, bei Ihren eigenen Kindern und anderen Kindern aus Ihrem Umfeld sehr viel Positives zu bewirken. Doch dafür müssen Sie erkannt haben, welch schlechte Auswirkungen Zucker auf unsere Gesundheit hat. Anschließend müssen Sie die Zügel in die Hand nehmen und bei den Kindern Aufklärung betreiben.

Selbst, wenn das Kind bereits mit Zucker in Berührung gekommen ist, können Sie in jungen Jahren noch sehr gut Verhaltensänderungen erreichen.

Die vorhin erwähnte Reportage zeigt am Beispiel der *Schillerschule* in Kornwestheim, wie Aufklärung und Umgewöhnung im Kindesalter funktionieren kann: Spielerisch und in mehreren Bereichen wird den Kindern vermittelt, was Zucker ist, wo man ihn findet und wieso man den Konsum in Grenzen halten sollte. Des Weiteren findet hier im Speiseplan der Schule eine beeindruckende Umgewöhnung statt. So gibt es regelmäßig Obst- und Gemüsekörbe in den Klassenräumen. Diese werden nach Aussage einer Lehrerin schnell von den Kindern geleert. Dies zeigt: Ein Wandel ist möglich, man muss die Kinder nur an die richtigen Dinge gewöhnen und das Schlechte außen vorlassen. Weitere Aktionen der Schule wie der Anbau von Gemüse in Gruppen schärfen das Bewusstsein der Kinder für eine gesunde Ernährung.

Wir lernen...

Wir sind von Kind auf einer kompletten Gehirnwäsche unterzogen. Wenn Sie in Ihrer Familie mit einer auf geringen Zuckerkonsum ausgerichteten Erziehung starten, dann setzen Sie beste Maßstäbe für den Rest des Lebens bei Ihren Kindern. So entwickelt sich ein nachhaltiges und gesundheitsförderndes Essverhalten.

Der unberechenbare Suchtfaktor

Wir forschen weiter nach den Gründen für die enorme Beliebtheit von Zucker und stoßen dabei auf einen äußerst interessanten Punkt. Beim Zucker kann nämlich auf zahlreichen Ebenen von einer Sucht gesprochen werden. Im Allgemeinen neigt man dazu, beim Thema Sucht sehr vorsichtig zu sein, da es sich dabei meist um Substanzen wie Alkohol, Drogen, Spielsucht etc. handelt.

Sehen wir uns einfach die bis hierhin beleuchtete Faktenlage an, so stellt sich die Frage: Ist Zucker wirklich harmloser? Unter welchen Aspekten sollen wir das beurteilen? Wenn wir uns gemeinsam die internationalen Kriterien für eine Sucht anschauen, dann zeigt sich, dass Zucker durchaus als ein Mittel mit Suchfaktor eingestuft werden kann:

- ▶ Innerer Zwang zum Konsum inkl. verminderter Kontrollfähigkeit

- ▶ Entzugssymptome am Körper bei Reduktion oder Ausbleiben des Konsums

- ▶ Toleranzbildung: Die Dosis muss bei zunehmendem Konsum erhöht werden, um die gewünschte Wirkung zu erzielen

- ▶ Vernachlässigung anderer Dinge zugunsten des Suchtmittels

- ▶ Gesundheitsrisiken werden selbst bei vorhandener Aufklärung ignoriert

Es lässt sich sicher darüber streiten, inwiefern diese Dinge allesamt auf Zucker zutreffen oder nicht, das fällt wohl bei jedem Menschen anders aus. Allerdings zeigt sich, dass im Allgemeinen auffällig viele Gemeinsamkeiten mit einer Sucht vorhanden sind.

Funktionen im Gehirn

Zudem legt ein Forschungsergebnis die Einstufung des Zuckers als Droge nahe: Die US-amerikanische Dokumentation Fed up zeigte, dass Zucker im Gehirn die gleichen Bereiche aktiviert wie Kokain. Außerdem ist die Aktivierung von Belohnungszentren im Gehirn nachgewiesen. So kommt es beim Zuckerkonsum durch die Ausschüttung von Hormonen dazu, dass Betroffene immer größere Mengen und diese wiederum immer häufiger konsumieren möchten.

Entzugserscheinungen

Diese fallen zugegebenermaßen verschieden aus. Man kann sich aber einmal in seinem Umfeld umhören. Insbesondere übergewichtige Personen und Menschen, die häufig zu

Süßem greifen, zeigen meistens Reaktionen auf Zuckerreduktion oder das komplette Vermeiden von Zucker. Diese können vielfältig sein:

- ▶ Schlechte Laune

- ▶ Starker Drang nach Süßem bzw. permanente Versuchung

- ▶ Sucht-Verlagerung: Als Ersatz zum Zucker wird beispielsweise häufiger geraucht

- ▶ Abgeschlagenheit

- ▶ Vermindertes Konzentrationsvermögen

Ob Sie dies als Entzugserscheinungen beurteilen mögen, können Sie selbst entscheiden. Auch ob Sie Zucker als Sucht anerkennen, können Sie so beurteilen, wie Sie es für richtig halten. Aber eines ist unbestreitbar: Dieser Nährstoff oder dieses Lebensmittel ist verantwortlich für derart viele gesundheitliche Einschränkungen und Erkrankungen, dass wir alle etwas dagegen unternehmen sollten.

Damit ist nicht gemeint, dass wir den Zucker komplett aus unserem Leben verbannen sollen. Es geht darum, ihn in Maßen zu konsumieren. Dann führen Sie immer noch ein normales Leben, schöpfen aber zugleich aus etlichen Vorteilen. Diese Vorteile einer zuckerreduzierten Ernährung nehmen wir im nächsten Kapitel noch sorgfältig unter die Lupe. Zunächst jedoch widmen wir uns dem letzten Unterkapitel mit Hintergrundinformationen zum Zucker.

Die mächtige Zuckerlobby

Es mag vielleicht seltsam auf Sie wirken, wenn man von der Zuckerlobby spricht. Der Lobbyismus ist eine politisch und wirtschaftlich häufige Erscheinung. Doch üblicherweise spricht man meist in Zusammenhang mit Themen wie Waffen, Atomenergien und Finanzmärkten von Lobbys. Die Tatsache, dass auch Zucker eine eigene Lobby hat, beweist, wie vielen wirtschaftlichen und politischen Akteuren Zucker wichtig ist. Dies ist in Deutschland und ebenso in vielen weiteren Ländern der Fall. Erfahren Sie Näheres zu dem Verhalten von Politik, Industrie und den kleineren Akteuren.

Kaum Initiative in Deutschland

In Deutschland fehlt jegliche Aktivität seitens der Politik, wenn es um Maßnahmen gegen Zucker geht. Alles, was unternommen wird, ist mehr Schein als Sein.

Die deutsche Bundesministerin für Ernährung und Landwirtschaft, Julia Klöckner, hat zwar mit den Vertretern der Lebensmittelindustrie eine Vereinbarung zur Zuckerreduktion ausgehandelt. Doch diese gleicht nach Ansicht von Organisationen und Politikern eher einer Farce. Näheres zu dieser Vereinbarung erfahren Sie im nächsten Unterkapitel.

Immerhin ließ sich von anderer Seite aus Aktivität feststellen: Nach britischem Vorbild bildete sich eine Kampagne mit dem Namen *Aktion weniger Zucker* in Deutschland. Diese Kampagne wird von mehreren Verbänden getragen und hat folgende Ziele:

▶ Verbot von Werbung, die zuckerhaltige und hochkalorische Lebensmittel zum Inhalt hat und an die Zielgruppe der Kinder gerichtet ist

▶ Transparente und einfache Kennzeichnung der Lebensmittelqualität

▶ Steuerliche Vorteile für Hersteller, um diese zur Produktion gesünderer Lebensmittel zu animieren

▶ Klare Standards zur Zuckerreduktion für die Kita- und Schulverpflegung

Großbritannien & Co. als Vorbild?

In Großbritannien ist die Sachlage interessanterweise anders: Hier finden wir ein hervorragendes Beispiel vor, wie eine Zuckersteuer zumindest in Teilen funktionieren kann.

Die Zuckersteuer, die seit dem 6. April 2018 in Kraft ist, besagt Folgendes:

▶ Es wird eine Steuer auf alle Getränke erhoben, die einen Zuckerzusatz von mehr als fünf Gramm Zucker auf 100 ml vorweisen

▶ Bei einem Zuckergehalt zwischen fünf und acht Gramm Zucker auf 100 ml müssen Hersteller eine Abgabe von knapp 21 Cent pro Liter leisten

▶ Bei einem Zuckergehalt von über acht Gramm Zucker auf 100 ml beträgt die Abgabe der Hersteller 28 Cent pro Liter

Wie ersichtlich wird, betrifft die Zuckersteuer somit nur Softdrinks. Fruchtsäfte, die ebenso einen hohen Zuckergehalt aufweisen, bleiben davon unberücksichtigt. Wie ist also nun diese Zuckersteuer zu bewerten, bei der Süßigkeiten und andere zuckerhaltige Lebensmittel ungeschoren davonkommen?

Hierzu gibt es verschiedene Meinungen. Während einige die Zuckersteuer in Großbritannien als eine PR-Show bezeichnen, kann man dennoch auf vielen Ebenen einen Nutzen erkennen.

Zum einen zeigten die Hersteller bereits eine Reaktion. Coca-Cola senkte bei Fanta und Sprite den Zuckergehalt jeweils unter die Grenze von fünf Gramm pro 100 ml. Auch andere Hersteller wie Tesco, Nestlé und LIDL zogen teilweise mit. Auf diese Weise hat sich direkt eine Senkung des Zuckergehalts in Lebensmitteln ergeben. Darüber hinaus führt die Zuckersteuer noch zu einem weiteren wichtigen Punkt: Die Menschen beginnen, auf das Thema Zucker aufmerksam zu werden. Es entsteht eine Debatte, die eine entsprechende Aufklärung begünstigt.

Alles in allem ist die Zuckersteuer in Großbritannien lediglich auf Softdrinks festgesetzt. Somit trägt sie einen kleinen Teil zur Besserung der Zustände bei, allerdings ist es eben nur ein kleiner Teil. Der Kampf gegen den Zucker geht weiter und in Großbritannien genießt er großes Ansehen und große Unterstützung. Zahlreiche Briten sprechen sich für die Zuckerreduktion aus, und auch Starkoch Jamie Oliver ist anerkannter Befürworter der Zuckersteuer. Er gehört einer großen Allianz an, die sich *Action on Sugar* nennt und aus zahlreichen Medizinern und Wissenschaftlern besteht. Gemeinsam gehen sie gegen Zucker und auch gegen Salz vor. Ein Kampf, der mit harten Bandagen geführt wird. Wie sich die Lage in Großbritannien weiterentwickeln wird, bleibt abzuwarten.

Wussten Sie schon?

Auch andere Länder sind engagiert. So zeigt sich am Beispiel von Dänemark und Norwegen, dass andere Lebensmittel außer Softdrinks ebenfalls erfolgreich mit der Zuckersteuer belegt werden können. Der Erfolg ist stets strittig, aber ein geringer Rückgang des Zuckerkonsums durch entsprechende Steuern ist im Allgemeinen festzustellen.

Fazit

Zumindest in Deutschland sind Maßnahmen gegen den hohen Zuckerkonsum unwahrscheinlich. Es ist davon auszugehen, dass hier in absehbarer Zukunft keine Initiative ergriffen wird. Somit ergibt sich ein zentraler Grund, weswegen Sie selbst aktiv werden sollten.

Die Lebensmittelindustrie wird ebenfalls nicht aktiv

Die Bundeslandwirtschaftsministerin Julia Klöckner hat sich im Jahr 2018 mit Vertretern der Lebensmittelindustrie getroffen. Das Ergebnis lässt sich wie folgt zusammenfassen:

- ▶ Kampf gegen Übergewicht intensivieren

- ▶ Zuckergehalt in verarbeiteten Lebensmitteln reduzieren

- ▶ Portionsgrößen anpassen

- ▶ u.v.m.

Das Ernüchternde an der Tatsache: Ob die Unternehmen selbst Maßnahmen ergreifen, liegt in deren eigenem Ermessen!

Viel wirkungsloser kann man Politik kaum noch betreiben. Der Ansporn für Unternehmen, Maßnahmen zu ergreifen, die der Gesundheit der Konsumenten zuträglich sind, geht gegen Null. Denn das Problem bei all diesen Maßnahmen ist, dass sie in der Regel den Absatz und somit den Gewinn der Unternehmen reduzieren. Besonders fragwürdig: Selbst Nahrungsmittel für Babys und Kinder, die teilweise bis zu 25 % (!) Zucker enthalten, sind von keinen konkreten Regelungen betroffen.

So dachten es sich wohl auch die Verbände zum Verbraucherschutz und die Partei *Die Grünen*. Das Treffen von Klöckner und den Vertretern der Lebensmittelindustrien wurde als eine Farce bezeichnet. Erneut sei es nur um Scheinlösungen gegangen und die Lebensmittelindustrie habe sich ihrer Verantwortung entziehen können.

Lebensmittelhersteller werden selbst aktiv

Aber zum Glück zeigt sich, dass wenigstens einige Lebensmittelhersteller auf eigene Faust Bemühungen im Kampf gegen den Zucker unternehmen. So zum Beispiel der Hersteller *Danone*, der als Hersteller von Joghurts und Milchdrinks bekannt ist. *Danone* weist bei den Lebensmitteln auf der Produktverpackung auf den Zuckergehalt hin und beurteilt diesen. Dazu dient der sogenannte Nutri-Score.

Der Nutri-Score wurde auf Drängen der französischen Regierung in Frankreich eingeführt. Es handelt sich dabei um eine fünfstufige Farbskala. Diese beurteilt die Nährstoffqualität anhand von Farben und Buchstaben. Die gesündeste Stufe ist dabei das A, welches sehr dunkles grün aufweist. Mit Übergang zum E, welches die schlechteste Nährstoffqualität darstellt, wird es zunehmend rot auf der Farbskala.

Durch diese Kennzeichnung soll dem Konsumenten ganz klar gezeigt werden, wie ein Produkt zu bewerten ist. Denn neben dem Problem, dass Konsumenten nicht wissen, wie ungesund Zucker ist, gibt es noch ein weiteres: Selbst, wenn sie es wissen, können sie die Qualität des Lebensmittels aufgrund der Zutatenlisten und Nährwerttabellen nicht immer vernünftig beurteilen.

Beim Nutri-Score hat sich herausgestellt, dass zwei positive Effekte eintreten:

- Verbraucher in Frankreich können den Nutri-Score leicht verstehen
- Insbesondere bei weniger aufgeklärten Personen und Haushalten mit geringem Einkommen wirkte sich der Nutri-Score positiv auf das Kaufverhalten aus

Dies nahm *Danone* als Anlass, den Nutri-Score freiwillig in Deutschland für die eigenen Produkte aufzunehmen. Ein positiver Ansatz eines kleinen Teils der Lebensmittelindustrie ist also auf jeden Fall erkennbar. Doch ist zugleich das große Problem gegeben, dass es an einheitlichen Systemen mangelt. Stellen Sie sich vor, Sie würden auf jeder Packung mit einem anderen System zur Beurteilung der Qualität konfrontiert: Würden Sie da noch durchblicken?

Aus diesem Grund ist die Notwendigkeit eines einheitlichen Systems in Deutschland groß. Doch dieses ist nicht vorhanden und wird auch in absehbarer Zeit nicht vorhanden sein. Zur Orientierung können Sie immerhin die Ampel nutzen, die die Verbraucherzentrale Ihnen auf der eigenen Website zur Verfügung stellt. So haben Sie beim Einkaufen wenigstens einen Anhaltspunkt, dank dessen Sie sich gut orientieren können. Sehr transparent und übersichtlich erklärt, hilft Ihnen diese Lebensmittelampel bei der Bewertung der Produkte. Sie können diese Darstellung der Verbraucherzentrale als kleine Karte in Ihrem Portemonnaie bei sich tragen oder aber die Darstellung auf Ihrem Handy abspeichern. So haben Sie sie immer beim Einkaufen dabei.

Fazit

Die Initiative, die von der Lebensmittelindustrie ausgeht, hält sich stark in Grenzen. Somit zeigt sich einmal mehr: Sie sind darauf angewiesen, auf eigene Faust den Kampf gegen den Zucker anzugehen. Wenn Sie jetzt die Entscheidung treffen, die Zuckerentwöhnung selbst anzugehen, dann tun Sie sich einen großen Gefallen.

Sie können sich nur auf sich selbst verlassen!

Dass Sie dieses Buch lesen, ist höchstwahrscheinlich dem eigenen Antrieb zur Veränderung zu verdanken. Dieser ist auch bitter notwendig, denn wie Sie sehen konnten, ist die Zuckerlobby zu stark, als dass es zu Anreizen seitens der Politik und Industrie kommen könnte. Von daher sind Sie auf dem besten Weg, wenn Sie aus eigenem Antrieb den Zuckerverzicht und das Abnehmen mit Xylit fokussieren. Ein sehr großer Vorteil, wenn Sie die Zuckerentwöhnung aus Eigeninitiative heraus betreiben, ist zudem, dass Sie sich auf diesem Wege selbst Ihre Stärke beweisen und diesen positiven Effekt zugleich für Ihr weiteres Leben mitnehmen.

Selbstständigkeit & Selbstbewusstsein

Dadurch, dass Sie den Weg allein gehen, beweisen Sie sich, dass Sie vollkommen fähig sind, im Leben selbstständig zu agieren. Dies stärkt Ihr Selbstbewusstsein beträchtlich. So erkennen Sie, dass Sie ein erfolgreicher und fähiger Mensch sind.

Nachhaltigkeit

Ihre Eigeninitiative ist sehr nachhaltig. Da Sie die Dinge aus eigener Überzeugung heraus tun, werden Sie höchstwahrscheinlich nicht rückfällig. Denn kaum etwas ist so stark wie der Antrieb, der aus Eigeninitiative heraus entsteht!

Überraschungsfaktor & Anerkennung

Wenn Sie allein handeln, können Sie die Leute in Ihrem Umfeld überraschen. Ihr Umfeld hört längere Zeit nichts von Ihnen und plötzlich kommen Sie als komplett neuer Mensch um die Ecke. Das klingt doch nach einer beeindruckenden Sache, oder? Zudem zollen Ihnen die Menschen noch mehr Anerkennung, wenn sie erfahren, dass Sie ein schwieriges Unterfangen wie die Zuckerentwöhnung selbstständig durchgezogen und Ihr Gewicht erfolgreich reduziert haben.

Zusammenfassung: Den Zuckerkonsum reduzieren

Dieses Kapitel über Zucker hat uns einer Reihe an Informationen nähergebracht. Es ist medizinisch erwiesen, dass Zucker den Blutzuckerspiegel schnell ansteigen lässt. Komplett lässt sich der Zuckerkonsum nicht vermeiden, da Zucker zumindest in geringen Anteilen auch Bestandteil von gesunden Lebensmitteln ist. Was uns nicht beunruhigen muss, da ein geringer Konsum nicht schädlich ist. Anders sieht die Sache hingegen bei regelmäßigem und häufigem Zuckerkonsum aus. Hier erhöht sich die Wahrscheinlichkeit, dass verschiedene Krankheiten entstehen können. Aus diesem Grund empfiehlt es sich, den Zuckerkonsum zu mäßigen. Dies ist jedoch keineswegs einfach, auch weil Zucker doch eine starke Lobby besitzt. Diese nimmt uns Menschen aber nicht unseren freien Willen. Die Entscheidung, ob wir Zucker zu uns nehmen, liegt letztendlich bei uns. Wir entscheiden anhand unseres Wissens und unserer Disziplin, ob wir uns gesundheitlichen Gefahren aussetzen oder aber dem Zucker Einhalt gebieten und damit die Aussichten für unsere Gesundheit und unsere Lebenserwartung verbessern. Allerdings kommt es bei unserer eigenen Entscheidungsfindung häufig zu Schwierigkeiten. Denn wir sind einerseits seit unserer Kindheit an den Zucker gewöhnt, andererseits hat der Zucker ein hohes Suchtpotenzial. Zudem blenden uns die positiven Werbebotschaften für zuckerhaltige Lebensmittel und es gibt eine Menge an Produkten, die versteckten Zucker beinhalten. So kommt es dazu, dass der Antrieb von jedem Menschen selbst kommen muss, sich zu informieren, Zuckerfallen aufzuschnappen und den Zuckerkonsum zu reduzieren oder Zucker gar weitestgehend komplett aus der Ernährung auszuschließen.

Eine Ernährung ohne Zucker – was das bedeutet und wie es funktioniert

Da wir gemeinsam im letzten Kapitel den enormen Mehrwert dessen erfahren haben, was es bedeutet, sich zuckerfrei zu ernähren, setzen wir an diesem Punkt an. Einmal angenommen, man würde den Zuckerkonsum in Richtung Nulllevel reduzieren.

Was für Vorteile und Nachteile hätte dies? Wie würde das funktionieren bzw. könnte es überhaupt funktionieren? Worauf wäre zu achten? Und wäre es gesund? In diesem Kapitel erhalten Sie alle theoretischen Informationen, die es rund um eine zuckerreduzierte Ernährung zu wissen gilt.

Wie funktioniert eine zuckerfreie Ernährung?

Die treffendere Frage, nämlich OB es funktioniert, kann klar verneint werden. Eine zuckerfreie Ernährung ist unmöglich, sofern Sie sich nicht ausschließlich von Wasser, Tee, Fleisch, Supplementen und einigen wenigen Gemüsesorten ernähren möchten. Jede Person, die Ihnen erzählt, sie würde keinen Zucker essen, ist entweder schlecht informiert oder möchte Ihnen Unsinn vermitteln.

Dennoch hat sich der Begriff einer zuckerfreien Ernährung in vielen gesellschaftlichen Kreisen etabliert. Wieso und was verbirgt sich dahinter?

Die meisten Personen und Personengruppen meinen mit einer zuckerfreien Ernährung lediglich den Verzicht auf Lebensmittel, die hauptsächlich aus Zucker bestehen und besonders ungesund sind. Dazu zählen beispielsweise Haushaltszucker, zuckerhaltige Getränke, Süßigkeiten und Desserts sowie weitere Lebensmittel, deren Hauptbestandteil Zucker ist. Solch eine Ernährung ist definitiv möglich! Es handelt sich somit, wann immer von einer zuckerfreien Ernährung die Rede ist, von einer Zuckerreduktion. Dies zu verstehen, ist ein elementarer Bestandteil Ihrer Diät. Denn die Tatsache, dass Sie lediglich eine Zuckerreduktion machen, verschafft Ihnen viele Freiräume.

Es ist kein Abschied, sondern eine Reduktion.

Sie dürfen beruhigt sein: Der Weg, den Sie mit der zuckerreduzierten Xylit-Diät gehen, ist kein gänzlicher Abschied von Zucker und Süßwaren. Also ist die bevorstehende

Zuckerentwöhnung weder ein kalter Entzug noch sonst irgendein radikaler Einschnitt. Es ist lediglich eine humane Maßnahme, im Rahmen derer Sie sich auch etwas gönnen dürfen. Letzten Endes geht es um die folgenden Aspekte, die Sie im Zuge des Abnehmens mit Xylit im Idealfall lernen werden:

▶ Mit dem Zucker in gesundem Maße leben

▶ Sich selbst besiegen und nicht davonlaufen

Sie lernen, mit Zucker in vernünftigem Ausmaß zu leben

Es gibt einige Ratgeber, die einen kompletten Schnitt empfehlen. Dort heißt es, dass Zucker gar nichts im Leben zu suchen hat. Den Zucker komplett aus dem Leben zu verbannen, ist jedoch nicht nur unmöglich, sondern wohl auch wenig sinnvoll. Dabei geht es keineswegs um den „Genuss", den der Zucker uns liefert. Es gibt stattdessen zwei andere Faktoren, die für einen – natürlich gelegentlichen und moderaten – Konsum von Zucker gemäß der Diät sprechen:

▶ Zucker hat eine wichtige Funktion als Bindemittel beim Backen: Ohne Zucker ist es schwerer, die Masse zäh zu bekommen. Natürlich werden Sie im Rahmen der Xylit-Rezepte gegen Ende des Buches merken, dass auch mit Xylit als Ersatz für Zucker das Backen sehr viel Spaß macht. Doch falls Sie einmal Gebäck wollen, das durch und durch perfekt aussieht, dann ist der Zucker – sofern Sie es bei einem seltenen Konsum belassen – Ihr Freund.

▶ Zucker hat eine wichtige Stellung bei gesellschaftlichen Unternehmungen: Manchmal gehört beim Treffen mit anderen Personen die eine oder andere Nascherei einfach dazu. Auch muss es nicht sein, wenn wir beim angesagtesten Eis Lokal der Stadt sind und wir den Freunden beim Essen zusehen, dass wir an unserer Gurke knabbern. Das wäre übertrieben und wir würden uns zudem ausgrenzen.

Sie werden über sich selbst siegen, anstatt davonzulaufen

Es gibt verschiedene Wege, mit Süchten oder Versuchungen umzugehen. Ein großer Fehler ist es, wegzulaufen. Damit ist gemeint, dass Sie jede Art von Konfrontation mit dem Zucker meiden: Wenn Sie dem Zucker aber gar nicht erst über den Weg laufen, wie wollen Sie sich dann sicher sein, dass Sie ihn besiegt haben?

Weglaufen ist keine Option: Deswegen lernen Sie zunächst mithilfe der Ratschläge, Erkenntnisse, Pläne und Rezepte dieses Buches, den Zucker zu ersetzen und gesündere Alternativen zu erschließen. Anschließend werden Sie weniger Bedürfnisse nach Zucker haben, weil Sie sich dessen Konsum schlicht und einfach abgewöhnen.

Die Lösung liegt in der Konfrontation: Nur, wenn Sie im Anschluss an diese Diät sich hier und da mit dem Zucker konfrontieren, werden Sie auf der sicheren Seite sein. Einmal alle zwei Wochen beim Ausflug mit Freunden einen Caipirinha und ein paar Nachos mit der zuckerreichen Salsa-Sauce essen – Was soll's? Es gibt nur ein Leben und da muss auch so etwas möglich sein. Solange es Ausnahmen bleiben, wird Ihnen nichts passieren. Solche Ausnahmen sind übrigens auch während der Diät ein Mal pro Monat möglich, solange Sie es nicht übertreiben. Alles in allem geht es darum, dass Xylit Ihnen hilft, mit möglichst wenig Zucker und Fertigessen an Gewicht zu verlieren. Haben Sie Ihr Ziel dann erreicht, werden Sie mit Xylit und sehr seltenem Zuckerkonsum ein gesellschaftlich normales Leben ohne Entbehrungen führen.

Wir lernen...

So weit, so gut: Es geht also in keinem Fall darum, dass Sie im Zuge Ihrer Xylit-Diät dem Zucker „Lebewohl" sagen. Vielmehr ist es das Ziel, sich mit Xylit den Zucker abzugewöhnen, die Ernährung gesünder zu gestalten und diese Linie dauerhaft beizubehalten. Dabei ist Zucker niemals ein Tabu. Es ist ein Genussmittel, dessen Konsum in Form von Süßigkeiten, Desserts und anderen ungesunden zuckerhaltigen Lebensmitteln in einem geringen Rahmen erlaubt ist.

Auf die „richtigen" Lebensmittel setzen

Nun, da Sie wissen, dass es um eine Zuckerreduktion geht, gestaltet sich auch die Umsetzung der Vorgaben wesentlich einfacher. So dürften Sie erkannt haben, dass Lebensmittel mit Zuckergehalt nicht zu vermeiden sind. Bereits Milch und Milchprodukte – wichtige Quellen für diverse Mineralstoffe und hochwertige Eiweißlieferanten – haben Zucker als Bestandteil. Im Rahmen einer zuckerreduzierten Ernährung geht es lediglich darum, diejenigen Lebensmittel zu meiden, die einen hohen Zuckergehalt aufweisen. Dies sind die folgenden:

- ▶ Fertige Saucen, Dressings & Ketchup

- ▶ Eine Reihe an bunten Getränken wie Eistees, Limonaden, Fruchtsäfte und weitere

- ▶ Süßwaren

- ▶ Desserts

- ▶ Fertigessen

- ▶ Süßes Gebäck

- ▶ Schokolade

Ergänzt wird diese Liste um das Obst, welches aufgrund des hohen Gehalts an Fruktose nur in Maßen konsumiert werden sollte. Bis zu zwei Portionen Obst am Tag gelten als unbedenklich.

Alle anderen Lebensmittel wiederum gelten bis auf wenige Ausnahmen als für die Gesundheit gut und sogar wichtig. Dies bedeutet, dass Sie, sofern Sie sich zuckerarm ernähren, automatisch die gesunden Speisen und Gerichte auf dem täglichen Speiseplan haben. Diese essen Sie. Wenn Sie sich hin und wieder – am besten erst nach der Diät – einmal eine Ausnahme mit etwas Zucker gönnen, dann wird dies Ihre gesunde Bilanz nicht zunichtemachen. Nähere Informationen dazu erhalten Sie noch in den folgenden Kapiteln – allem voran dem vorletzten „*Start in die Diät ohne Zucker*".

Welche Vor- und Nachteile tauchen bei einer Zuckerreduktion auf?

Als letzten Teil dieses Kapitels nehmen wir uns die Vor- und Nachteile Ihrer Zuckerreduktion vor. Natürlich – schließlich haben Sie dieses Buch vor Augen – thront über allem die Gewichtsreduktion als großartiger Effekt und Vorteil. Doch daneben gibt es noch eine Reihe weiterer für die Gesundheit förderlicher Vorzüge. Allerdings hat die Zuckerreduktion hier und da Nachteile, die sich aus der starken Gewohnheit des Zuckerkonsums ergeben. Wir werden uns in diesem Unterkapitel vermehrt mit den Nachteilen beschäftigen. Dies tun wir nicht, weil die Nachteile so wahrscheinlich, schwerwiegend oder toll sind. Wir tun dies, damit Sie sich optimal auf diese Nachteile einstellen können, sobald Sie mit der Diät starten und damit Sie vielfältige Gegenmaßnahmen parat haben. Aus diesem Grund erwartet Sie nach einer kurzen Betrachtung der Vorteile allerlei Input bezüglich der Nachteile, und wie sich diese mindern lassen.

Die Vorteile: Ein rundum verbesserter Gesamtzustand

Sie haben bereits im ersten Kapitel einen sehr umfangreichen Einblick in die gesundheitlichen Schäden erhalten, die der Zucker verursacht. Bereits die Tatsache, dass Ihnen diese Schäden erspart bleiben, beinhaltet etliche Vorteile und ist Grund genug, den Zuckerkonsum zu reduzieren. Doch formulieren wir im Folgenden die herausragenden Vorteile noch klarer.

Sie empfinden ein stark verbessertes Gefühl für Körper und Geist

Das Risiko etlicher Erkrankungen senken Sie durch die Vermeidung von Zucker, was bedeutet, dass Sie sich von Grund auf besser fühlen:

- ▶ Keine Herzschmerzen
- ▶ Gliedmaßen tun nicht weh
- ▶ Ihr Herz-/Kreislaufsystem funktioniert optimal
- ▶ Risiko für Diabetes ist quasi komplett weg
- ▶ Sie reduzieren Ihr Gewicht
- ▶ Ihr Immunsystem ist stärker

Neben diesen körperlichen Aspekten stellen sich gleichzeitig diverse mentale Vorteile ein:

- ▶ Sie fühlen sich wacher
- ▶ Ihre geistige Fitness steigert sich beträchtlich
- ▶ Das Risiko für Depressionen nimmt ab
- ▶ Sie verspüren mehr Antrieb

Die Heißhungerattacken verschwinden

Wer kennt dies nicht: Plötzlich überkommt einen der Heißhunger auf Süßes. Besonders schlimm kann es am Abend werden, wenn wir vor dem Fernseher sitzen und einen Riegel nach dem anderen vernaschen.

Der Vorteil bei einer zuckerarmen Ernährung: Sie halten Ihren Blutzuckerspiegel konstant. Dies sorgt dafür, dass Schwankungen der Vergangenheit angehören und Sie ein gemäßigtes Hungergefühl entwickeln. Eine Rückkehr zu Normalität und geregelten Abläufen sind die Folge.

Sie sehen noch besser aus

Der Grund für die verbesserte Optik ist zum einen, dass ohne Zucker der Haut mehr Mineralstoffe und Vitamine zur Verfügung stehen. Zum anderen sorgt Zucker durch die Haftung an Collagenfasern für eine geringere Flexibilität der Haut. Dies fördert die Entstehung von Falten. Lassen Sie den Zucker weg, dann wird Ihre Haut demzufolge länger straff und geschmeidig bleiben, sofern andere Umwelt- und Körperfaktoren dem nicht in die Quere kommen.

Sie reduzieren Ihr Gewicht

Auf der Hand liegt die bereits erwähnte Gewichtsreduktion. Sie erleiden keine Heißhungerattacken, sondern ernähren sich gemäßigt und gesund nach Plan. Des Weiteren entfallen aus der Ernährung die leeren Kalorien. Sie nehmen Lebensmittel mit einer höheren Nährstoffdichte zu sich. Dies sorgt dafür, dass Ihr Körper viel mehr verwerten kann und weniger in den Fettpolstern einlagert.

Ihre Zähne sind gesünder

Haben Sie schon einmal erlebt, was Zahnoperationen kosten? Hier kommen die wenigsten Versicherungen für die Kosten auf und erst recht wird es kompliziert beim Zahnersatz oder gar einem komplett neuen Gebiss. Es sind etliche Tausend Euro, die Sie ein gesundes Gebiss kosten kann. An dieser Stelle soll ganz klar gesagt sein: Eine Zuckerreduktion fördert die Gesundheit Ihrer Zähne.

Sicher haben Sie bereits davon gehört, was Zucker auf unseren Zähnen und den Zwischenräumen verursacht: Bakterien bauen den Zucker zu Milchsäure ab. Diese wiederum greift den Zahnschmelz an.

Ohne Zucker gehört dies der Vergangenheit an. So bleiben Ihnen mit zunehmendem Alter immer höhere Kosten für operative Eingriffe an Ihrem Gebiss erspart. Weniger Zucker wirkt sich somit auch positiv auf Ihren Geldbeutel aus.

Wussten Sie schon?

In puncto Zahngesundheit nimmt auch das Hauptthema dieses Ratgebers eine wichtige Rolle ein: das Xylit. Sie werden es wahrscheinlich kaum glauben, aber wenn Sie auf Xylit als Süßungsmittel setzen, verringern Sie nicht nur die Wahrscheinlichkeit der durch Zucker geförderten Zahnfäule, sondern tun sogar allgemein etwas für die Gesundheit Ihrer Zähne! Wieso Xylit und andere Zuckeraustauschstoffe zur Zahngesundheit Positives beitragen, erfahren Sie noch genaustens in den Folgekapiteln.

Die Nachteile: „Aller Anfang ist schwer" oder „Die liebevolle Oma, der man nicht Nein! sagen kann"

So seltsam diese Zwischenüberschrift auch klingen mag, so treffend beschreibt Sie die Hürden einer stark zuckerreduzierten Ernährung. Diese könnte man in zwei Bereiche zusammenfassen:

1. Die Phase der Umgewöhnung zu Beginn, wenn die Versuchungen und Nebenwirkungen des „Zuckerentzugs" noch groß sind.
2. Den Umgang mit Situationen, in denen Sie bei Personen – häufig liebevolle Familienmitglieder wie die Oma oder Freunde – zu Gast sind und aus Höflichkeit die zuckerhaltige Speise kaum ablehnen können.

Wie widerstehen Sie den Versuchungen?

Versuchungen tauchen an zahlreichen Stellen auf:

▶ Supermarkt: Süßigkeiten in den Regalen

▶ Werbung: im Fernsehen und außerhalb der eigenen vier Wände

▶ Mitbewohner/Familie: Andere essen vor Ihren Augen Süßes

▶ Gesellschaft: Bekehrungsversuche durch andere, wie z. B. Freunde und Arbeitskollegen

Versuchungen können absichtlich oder versehentlich sein. Sicher wird es Ihnen ein Leichtes sein, zu verstehen, wieso die Versuchungen im Supermarkt und in der Werbung absichtlich sind: Die Lebensmittel sollen Ihnen schmackhaft gemacht werden und sind deswegen ausschließlich im positiven Licht dargestellt. Natürlich möchten die Händler sowie die Lebensmittelindustrie Profit machen!

Versuchungen in der Familie oder aber Gesellschaft können unabsichtlich sein. Wenn beispielsweise jemand gerade seinen Pausensnack verzehrt, dann können Sie diesem Menschen wohl kaum vorhalten, Sie zu provozieren, damit Sie dem Verlangen nach Zucker nachgeben. Sollte die Person jedoch mit dem Schokoriegel absichtlich vor Ihren Augen herumwedeln und diesen dann laut schmatzend sowie genussvoll mit Blick in Ihre Augen verzehren, ist wiederum von einer absichtlichen Versuchung durch eine andere Person zu reden. Vielleicht möchte die Person einfach nur Spaß machen oder aber sie ist Ihnen gegenüber feindselig gestimmt und will Sie bei Ihrer Zuckerentwöhnung scheitern sehen.

Doch all der Spekulation und den möglichen Quellen der Versuchung zum Trotz ist das einzig Wichtige:

Wie widerstehen Sie den Versuchungen?

Die Lösung: Ändern Sie Ihre Denkweise!

Wenn uns etwas wie eine Versuchung erscheint, dann hat das etwas mit unserer eigenen Einstellung zu der Sache zu tun. Wie Sie bereits in den ersten Kapiteln dieses Buches lesen konnten, ist das Problem, dass wir Menschen programmiert sind, Zucker als Genuss zu empfinden. Nur deswegen verspüren Sie die Versuchung.

Versuchen Sie viel eher, den Zucker als das zu sehen, was er wirklich ist: Ein gefährliches Suchtmittel, das bei konstanter und längerfristiger Einnahme sogar fähig ist, die Leben von Menschen zu zerstören. Sie glauben nicht daran? Dann lesen Sie insbesondere das erste Kapitel noch einmal. Falls Ihnen das erste Kapitel nicht hilft, dann gibt es für Sie noch eine weitere Methode, die Ihnen helfen kann, Ihre „Versuchung" zu überwinden.

Wechseln Sie auf die logische Ebene

Ein sehr nützlicher Ansatz ist das sogenannte NLP. Das NLP ist ein Modell, welches sich mit unserer Wahrnehmung und unserem Verhalten befasst. Dabei stellten Forscher fest und formulierten dies im Rahmen des Modells, dass wir die Wirklichkeit verzerrt wahrnehmen. So neigen wir zu Verallgemeinerungen, Vereinfachungen und Verfälschungen, wo eigentlich bei genauerer Betrachtung schnell eine Lösung des Problems gegeben wäre. Damit Sie diesen Ansatz anwenden können, erhalten Sie ein praktisches Beispiel:

Sie sehen einen Werbespot im Fernsehen. Das beworbene Produkt verleiht Ihnen das Gefühl, dass Sie dort etwas Großartiges erwartet. Am Ende der Werbung kommt der Appell, Sie müssten bei dem jeweiligen Lebensmittel zuschlagen. Machen Sie sich das Leben einfach oder hinterfragen Sie das alles?

Es sei das Hinterfragen nahegelegt: „Wieso muss ich das kaufen?" und: „Ist da überhaupt etwas Wahres an der Werbung dran?"

Was glauben Sie, wie viele Leute Red Bull kaufen, weil der Slogan „Red Bull verleiht Flügel" solch ein Kult ist? Die Werbung verzerrt unsere Wahrnehmung. Deswegen stellen Sie sich genau die Frage, was von den Versprechungen Ihnen das Produkt wirklich sicher bieten kann. Stellen Sie zudem fest, dass Sie gar nichts kaufen müssen, weil Sie einen freien Willen haben.

Welche Maßnahmen können Sie bei schlechter Laune ergreifen?

Die schlechte Laune bei einer Zuckerentwöhnung lässt sich gut erklären. Dafür verantwortlich ist schlicht und einfach, dass mehrere hormonelle Reaktionen zunächst ausbleiben. Unsere Anti-Stress- sowie die Glückshormone werden stark vermindert freigesetzt. Dies schlägt natürlich auf die Psyche und macht sich dementsprechend negativ bemerkbar. Welche Gegenmaßnahmen können Sie ergreifen?

Zur Antwort auf diese Frage genügt es, wenn wir nachschauen, was bei uns überhaupt gute Laune verursacht. Denn relativ naheliegend ist: Wenn wir uns den Dingen verstärkt widmen, die gute Laune hervorrufen, dann schwindet als Konsequenz die schlechte Laune.

Neben dem Sport als Gute-Laune-Aktivität mit der Ausschüttung von Glückshormonen ist es auch die richtige Gesellschaft, die Ihre Laune aufhellen wird. Ebenso wichtig ist es, Hobbys nachzugehen. Auch frische Luft und Sonnenschein wirken sich gut auf unsere Laune aus. Sollten diese Dinge nur bedingt eine Hilfe sein, gibt es noch folgende Tipps:

- ▶ Musik: „Gute-Laune-Musik" mit Tempo verhilft zu einem verbesserten Stimmungsbild.

- ▶ Anspruchsvolle Tätigkeiten: Gehen Sie einer Tätigkeit nach, die Ihre volle Aufmerksamkeit erfordert. Dann denken Sie nicht an Negatives.

- ▶ Tapetenwechsel: Neues auszuprobieren, bereitet viel Freude und bereichert.

Gehen Sie dem nach und machen Sie einzigartige Erfahrungen.

Zusammen mit den anderen in diesem Buch beschriebenen Methoden sind Sie reichlich gerüstet um die schlechte Laune zu beseitigen und andere Probleme der Zuckerentwöhnung zu managen.

Und was tun, wenn nichts hilft?

Sollte wider Erwarten die Zuckerentwöhnung nicht wie erhofft klappen, dann gibt es noch eine Option, um die Zuckerentwöhnung entscheidend voranzubringen. Diese Methode sind Gruppenaktionen. Sehen Sie sich Fernsehsendungen wie *The biggest Loser* an, dann dürfte schnell klar werden, was für ein großer Motivationsfaktor es ist, mit anderen zusammen am gleichen Ziel zu arbeiten.

Gruppenaktionen:

Gruppenaktionen sind als sehr positiv zu bewerten. Es ist immer von Vorteil, zusammen mit anderen an einem Ziel zu arbeiten. So können Sie sich mit den anderen zusammen gegenseitig pushen. Bezeichnend dafür gibt es regelmäßig Sendungen wie *The biggest Loser* im Fernsehen. Hier ist ein enormer Gruppeneffekt da: Zwei Teams konkurrieren gegeneinander, bis am Ende ein einziger Sieger feststeht. Es handelt sich um die übergewichtige Person, die am meisten Kilos verliert.

Auch außerhalb des Fernsehens gibt es diese Gruppenaktionen, die sogar manchmal in Verbänden organisiert ablaufen.

Bezugnehmend auf die bereits im ersten Kapitel erwähnten Reportage des SWR *Droge Zucker? Der Kampf gegen die süße Gefahr*, soll hier das Beispiel einer Fußballliga aus Großbritannien angeführt werden. In diesem Projekt, das „MAN V FAT" (auf Deutsch: Männer gegen Fett) heißt, spielen Übergewichtige in einer Fußballliga um den Titel. Doch diese Liga bewertet neben dem Ausgang der Fußballspiele auch den Gewichtsverlust der Teams. Das bedeutet, dass neben dem Ergebnis im Spiel auch auf den Punktestand Einfluss hat, welches Team mehr Kilos purzeln lässt. So wird am Ende der Meister gekürt. Als wichtigstes Mittel zum Abnehmen dient dabei der Verzicht auf den Zuckerkonsum.

Der Hintergrundgedanke ist beeindruckend: In einer organisierten Liga können die Männer mit Teamwork abnehmen und sich gegenseitig motivieren. Bei Zweifeln oder Problemen helfen sie einander. Durch den Wettbewerbscharakter entsteht ein zusätzlicher Ansporn.

Wir lernen...

Gruppenaktionen sind sehr hilfreich. Wenn Sie die Möglichkeit dazu haben, die Zuckerentwöhnung und Diät mithilfe von Xylit zusammen mit anderen Personen gemeinsam durchzuführen, dann machen Sie es. Einziger Nachteil bei Gruppenaktionen ist meistens die Problematik, für alle Mitglieder passende Termine zu finden. Des Weiteren fallen einige Gruppen schnell auseinander. Suchen Sie sich also konsequente Personen, die von der Zeitplanung her möglichst flexibel sind, wenn die Gruppenaktionen funktionieren sollen.

Was tun, wenn Sie irgendwo zu Gast sind?

Eine potenziell problematische Situation ergibt sich, wenn Sie in der Rolle des Gastes sind. Insbesondere, wenn Sie oft zu Besuch sind, kennen Sie das Dilemma, etwas angeboten zu bekommen und dies nicht oder nur schwer ablehnen zu können. Doch ganz so schwer muss das nicht sein. Sie lernen nun bestimmte Situationen kennen und wie Sie in diesen vorgehen können. Dabei spielt natürlich stets eine Rolle, wer der Gastgeber ist und wie er tickt.

Verständnisvolle Personen

Ein willkommenes Szenario für Sie, wenn Sie Gast sind. Ob bei einer Zuckerreduktion, als Veganer oder bei einer anderen Ernährungsform: Wenn Sie einen verständnisvollen Gastgeber haben, dann können Sie höflich die Speise ablehnen. Dabei ist es sogar möglich, offen über Ihren Zuckerentzug zu reden und die jeweilige Person für die eigene Ernährungsweise zu begeistern. Legen Sie aber besonderen Wert darauf, dem Gastgeber klar zu machen, dass die Ablehnung der Speise nichts mit ihm oder seinem Angebot zu tun hat.

Die liebevolle Oma, die ein „Nein" nicht versteht

Ob es nun wirklich die Oma ist oder jemand anderes, sei dahingestellt. Das Beispiel der Oma wird herangezogen, da sich viele Personen damit gut identifizieren können. Regelmäßige Besuche bei solchen Personen wie einer Oma, die einen liebevoll, reichhaltig und mit allem möglichen bewirtet, sind eine Gefahr, wenn diese Personen kein „Nein" verstehen. Vielleicht haben Sie selbst jene Situationen erlebt, in denen Sie bei den Großeltern nach jedem „Nein" fünf bis zehn Minuten später etwas anderes aufgetischt bekamen. Das ist jedoch mit dem notwendigen Verantwortungsbewusstsein im Hinblick auf die eigene Gesundheit eine äußerst problematische Situation. Tatsache bei Leuten, die kein „Nein" verstehen, ist, dass klare Worte notwendig sind. Diese können sich in einem (vorübergehenden) Abbruch des Kontakts widerspiegeln oder aber in einer geringeren Häufigkeit der Besuche. Alternativ können Sie der Person auch eine deutliche Ansage machen, wenn es auf eine nette Art nicht funktioniert. Denn ein „Nein" ist ein „Nein" und sollte respektiert werden.

Wussten Sie schon?

Das Pflegen und Bewirten anderer kann den Serotoninspiegel anheben und Glücksgefühle verursachen. Insbesondere Menschen, die einen niedrigen Serotoninspiegel und analog geringe Selbstwertgefühle haben, sind im Bewirten anderer Personen einsame Spitze!

Auf jeden Fall sollten Sie sich Ihren Weg bei der Zuckerentwöhnung nicht von anderen Leuten kaputt machen lassen. Nach der Zuckerentwöhnung dürfen Sie gern Ausnahmen machen, aber während dieser sollten Sie sehr vorsichtig sein, da eine Ausnahme zur nächsten führen kann.

Achtung: Kontrollverlust vorprogrammiert!

Dies sind Leute, die sich sofort und schnell anmerken lassen, wie hart sie die Ablehnung einer Speise trifft. Sie werten das als Affront. Es kann allem voran in anderen Kulturen skurrile Züge annehmen, wie empfindlich einige Menschen auf Ablehnung reagieren. In diesem Fall müssen Sie vorsichtig sein. Denn wenn Sie hier das „Nein" zu deutlich formulieren, hat es das Potenzial, ganze Beziehungen kaputtzumachen. Fremde Kulturen, aber auch Einheimische, können gar die komplette Meinung über Sie ändern, wenn das „Nein" falsch rüberkommt. Im Zweifelsfall müssen Sie in solch einer Situation nachgeben. Auch bei Personen, die nicht aufbrausend reagieren, sich aber extra für Sie viel Mühe bei einem Gericht gegeben haben, ist ein Nachgeben empfehlenswert. Vielleicht hat die Ehefrau Ihrem Ehemann zum Geburtstag eine ansehnliche Torte gemacht: Muss der Ehemann unbedingt an diesem Tag auf diese eine Zuckerbombe verzichten? Nicht unbedingt.

Also überlegen Sie sich, wo es einen Sinn ergibt, und geben Sie notfalls nach. Dadurch erhält der Gastgeber Befriedigung und Wertschätzung für seine Mühen. Aber bedenken Sie – wie bei dem letzten Tipp – dass es notwendig ist, bei solchen Härtefällen die Besuche seltener zu machen. Sonst läuft die Zuckerentwöhnung bei all den Ausnahmen Gefahr, zu scheitern.

Der Kritiker

Diese Person akzeptiert vielleicht Ihr „Nein", stellt aber zugleich Ihre Gangart in Frage. Beispielsweise kann diese Person Skepsis an Ihrem Durchhaltevermögen äußern oder aber das Konzept als solches nicht verstehen: „Jeder Mensch braucht Zucker, um glücklich zu sein. Was ist das Leben ohne Süßigkeiten, Saucen und Getränke? Man muss sich einfach nur mit seinem Körper wohlfühlen, egal ob dick oder dünn oder sonst was! Was soll so ein Zuckerentzug bringen?"

So oder so ähnlich äußert oder echauffiert sich der Kritiker. Er stößt damit eine Diskussion an. Dabei muss es nicht einmal böse gemeint sein. Vielleicht möchte er Sie verstehen, aber ist dazu gerade nicht in der Lage. Es ist zu empfehlen, zu Beginn die Diskussion aufzunehmen. Eventuell können Sie beide etwas voneinander lernen. Verläuft die Diskussion hingegen nicht sachlich und objektiv, dann ist ein vorsichtiger Ausstieg aus der Diskussion und die Aufnahme eines alternativen Themas besser. An sich ist an Diskussionen nichts Verkehrtes, aber sobald sie ohne nachvollziehbare Argumente vorgetragen werden, sind sie schlicht und einfach sinnlos und bieten Konfliktpotential.

Zusammenfassung: Richtige Entscheidungen treffen, aber dennoch das Leben genießen

Wie bereits erwähnt, besteht der Sinn einer Zuckerreduktion nicht darin, auf jedweden Zucker zu verzichten. Dies wäre ebenso unmöglich wie anstrengend. Gesellschaftliche Ausgrenzungen und ausbleibende Geschmacksvielfalt wären die Folgen. Es geht bei einem Verzicht auf Zucker um die Reduktion jener Lebensmittel, die einen hohen Zuckergehalt aufweisen und allgemein als ungesund bezeichnet werden. Dabei wird Ihnen Xylit – eines der Süßungsmittel, die Ihnen im nachfolgenden Kapitel vorgestellt werden – helfen. Sie werden merken, dass durch den Zuckerersatzstoff ein Leben mit reduziertem Zuckerkonsum ohne schwerwiegende Entbehrungen funktioniert. Besonders vorteilhaft ist, dass sogar Ausnahmen erlaubt sind. Bereits während der

Diät dürfen Sie sich ein- bis zweimal im Monat etwas gönnen, solange Sie dabei nicht übertreiben. Sie werden im Laufe des Abnehmens mit Xylit – insbesondere nach erfolgter Diät – merken, dass Ihr Drang nach Zucker geringer ausfällt. Dies wird Ihnen die Zuckerreduktion weiter erleichtern. Letzten Endes werden Sie dennoch mit Personen zu tun haben, die Ihre Ernährungsweise nicht verstehen werden. Hier müssen Sie darauf achten, sich durch Kritiker nicht aus dem Konzept bringen zu lassen und sich durch liebevolle Personen nicht zu stark mit Zucker bewirten zu lassen. Im Falle fremder Kulturen ist zudem bei der Ablehnung von Speisen darauf zu achten, nicht den falschen Ton zu treffen.

Am Ende sind es die richtigen Entscheidungen zum richtigen Zeitpunkt, die den Erfolg einer Zuckerreduktion ausmachen. Und auch, wenn Sie Süßes einfach zu sehr lieben, sodass ein Verzicht nicht zur Debatte steht, ist das kein Problem. Es gibt diverse andere Süßungsmittel.

Zucker, Süßungsmittel, Zuckerersatzstoffe & Süßstoffe: Die verschiedenen Süßungsmittel im Überblick

Neben dem uns mittlerweile ausführlich bekannten Zucker und seinen verschiedenen Sorten existieren andere Süßungsmittel. Diese Süßungsmittel, Zuckerersatzstoffe und Süßstoffe bringen jeweils ihre eigenen Charakteristika mit sich. Damit Sie wissen, welches Produkt welcher Gruppe zuzuordnen ist, und was sich im Rahmen einer Diät empfiehlt, widmen wir uns in diesem Kapitel einigen Definitionen und den einzelnen Süßungsmitteln.

Was ist was? Definitionen & Unterschiede

Es gibt vier Kategorien von Süßungsmitteln, die sich wie folgt aufsplitten:

- ▶ Zucker und Zuckersorten

- ▶ Zuckerhaltige Süßungsmittel

- ▶ Zuckerersatzstoffe

- ▶ Süßstoffe

Sie werden die verschiedenen Süßungsmittel im Folgenden detailliert kennenlernen und dabei die eine oder andere faszinierende Eigenschaft der Stoffe kennenlernen. Um Ihnen bereits einen ersten kompakten Eindruck davon zu verschaffen, was die einzelnen Süßungsmittel auszeichnet, erwarten Sie nun die vier Definitionen der einzelnen Kategorien. Aus den Definitionen werden Sie gleichzeitig bereits Unterschiede der Süßungsmittel ableiten können.

Definition: Zucker und Zuckersorten

Als Zucker wird neben verschiedenen anderen Zuckerarten ein süß schmeckendes, kristallines Lebensmittel bezeichnet, das aus Pflanzen gewonnen wird und hauptsächlich aus Saccharose besteht. (Quelle: wikipedia.org)

Definition: Zuckerhaltige Süßungsmittel

„Zuckerhaltige Süßungsmittel sind süß im Geschmack und zugleich natürlichen Ursprungs. Wird die Bezeichnung Süßungsmittel als Kategorie natürlicher Süßungsmittel gemeint, so gehören dazu sämtliche Lebensmittel, die eine Süßkraft haben, Kalorien enthalten und natürlichen Ursprungs sind. Hierzu zählen neben dem bekannten Süßungsmittel Honig u. a. ebenso die verschiedenen Dicksäfte und Sirupe.“

Definition: Zuckerersatzstoffe

„Zuckeraustauschstoffe sind süß schmeckende Verbindungen, meist Polyole (sogenannte Zuckeralkohole), die einen geringeren Einfluss auf den Blutzuckerspiegel haben als Haushaltszucker (Saccharose), da sie insulinunabhängig verstoffwechselt werden.“ (Quelle: Belitz, Grosch et. al.; 2008)

Definition: Süßstoffe

„Süßstoffe sind synthetisch hergestellte oder natürliche Verbindungen, die als energiefreier Zuckerersatz dienen. Ihre Verwendung soll die geschmackliche Qualität von zuckerfreien bzw. energiereduzierten Lebensmitteln verbessern. Sie sind praktisch kalorienfrei und haben eine um ein Vielfaches höhere Süßkraft als Saccharose, so dass zum Süßen nur Mengen im Milligrammbereich benötigt werden.“ (Quelle: DGE)

Zucker und Zuckersorten

Die Einteilung des Zuckers erfolgt nach der Art der Verarbeitung. So gibt es als den gewöhnlichen und entsprechend benannten Zucker den Weißzucker und außerdem die Raffinade. Eine Raffinade zeichnet sich durch ihre besondere Reinheit aus, was allerdings keine positiven Auswirkungen auf die Gesundheit hat. Stattdessen treten dieselben Auswirkungen wie beim Weißzucker auf. Einige der weiteren Zuckersorten und deren Eigenschaften entnehmen Sie der folgenden Tabelle:

Zuckersorte	Eigenschaften
Brauner Zucker bzw. Rohrzucker	▶ Malziger Geschmack ▶ Besteht zu 98 % aus Rohr- & Rübenzucker ▶ Kürzere Haltbarkeit als Weißzucker ▶ Geringer Gehalt an Vitaminen & Mineralien

Puderzucker	▶ Ist fein gemahlen & Staub-ähnlich ▶ Wird für Glasuren & Gebäck verwendet
Einmachzucker	▶ Grobkörnige Raffinade ▶ Löst sich langsam auf und schäumt nicht ▶ Eignet sich zum Einmachen von Obst
Kandis	▶ In Weiß und Braun erhältlich ▶ Süßungsmittel bei Tee & selbstgemachten Fruchtlikören ▶ Mit Karamellisationsstoffen
Vanillinzucker	▶ Mit Vanillin versetzter Zucker ▶ Hat das klassische Vanille-Aroma

Neben den in der Tabelle genannten gibt es noch sehr viele andere Zuckersorten, die letzten Endes aber in der Wirkung auf den Körper dem Zucker alle gleich und deshalb zu vermeiden sind.

Wussten Sie schon?

Aromatisierter Zucker lässt sich selbst herstellen, indem Sie Zucker mit verschiedenen Zutaten für einige Zeit in ein Schraubglas geben. Beispielsweise können Sie eine Orangenschale oder eine angekratzte Vanilleschote in ein Glas tun und mit dem Zucker darin zuschrauben. Stellen Sie dieses Glas in den Kühlschrank, wird der Zucker bereits in wenigen Tagen ein charakteristisches Aroma angenommen haben.

Das Vermeiden des Zuckerkonsums scheitert häufig daran, dass Personen nicht wissen, wo sich der Zucker versteckt. Verantwortlich dafür sind neben der eigenen Unwissenheit die vielen alternativen Bezeichnungen, mit denen Zucker auf den Verpackungen kenntlich gemacht wird:

▶ Maltose

▶ Farin

▶ Maltodextrin

▶ Melasse

▶ Saccharose

Da nicht jede Lebensmittelverpackung verpflichtet ist, eine Nährwerttabelle zu enthalten, ist somit – um verstecktem Zucker zu entgehen – das Wissen über die vielen Alternativbezeichnungen für Zucker in der Zutatenliste von Vorteil. Sie erfahren diesbezüglich mehr im Bonusmaterial, welches Sie sich kostenlos zusätzlich zu diesem Buch herunterladen können.

Süßungsmittel

Prägendes Merkmal der Süßungsmittel ist deren Naturbelassenheit. Es handelt sich um in der Natur vorkommende Lebensmittel, die – je nach Herkunft – gesunde Inhaltsstoffe enthalten oder eine medizinische Wirksamkeit vorzuweisen haben. Doch auch hier müssen Sie Rücksicht auf den Zucker nehmen. Denn die Süßungsmittel mögen natürlichen Ursprungs sein und gesunde Inhaltsstoffe beinhalten, doch der Hauptbestandteil ist Zucker. Somit sind Süßungsmittel nur in Maßen angeraten. Des Weiteren zeichnen sich Süßungsmittel durch den starken Eigengeschmack aus, den sie ihrem Ursprung zu verdanken haben. Im Folgenden werden Ihnen fünf Süßungsmittel näher vorgestellt.

Honig

Honig ist ein sehr populäres Süßungsmittel. Dies hat er u. a. der Verwendung als Brotaufstrich zu verdanken. Betonen einige Personen den hohen Gehalt an wertvollen Mikronährstoffen, ergibt sich bei genauerer Betrachtung ein ernüchterndes Bild:

▶ 2 Milligramm Vitamin C

▶ Weniger als je 1 Milligramm Vitamin B2 und Vitamin B6

▶ Geringer Gehalt an Kalzium und Magnesium

Bei einem zugleich hohen Zuckergehalt von über 70 Gramm Zucker pro 100 Gramm Honig sind die Vorteile gegenüber dem Haushaltszucker sehr gering. Lediglich die geschmackliche Abwechslung zum gewöhnlichen Zucker ist ein Vorzug. Da Geschmäcker verschieden sind, werden jedoch nicht alle vom Honig begeistert sein.

> **Hinweis!**
>
> Es gibt Unternehmen – vermehrt sind diese im Ausland ansässig – die Zucker einkochen und diesen dann als Honig verkaufen. Beim Kauf solchen Honigs ergeben sich neben dem schlechten Geschmack auch ökologisch negative Auswirkungen. Somit ist beim Kauf von Honig nach Möglichkeit immer auf regionale Produkte zu setzen.

Agavendicksaft

Dieses Süßungsmittel wird aus der Frucht Agave gewonnen. Sie wächst in Mexiko unter tropischen Bedingungen. Wird der Dicksaft aus der Frucht entnommen, wird dabei zunächst der Saft ausgepresst und im Anschluss geklärt, filtriert, entsäuert und eingedickt. Diese Vorgehensweise ist übrigens bei allen Dicksäften gleich, was leider den Verlust des Großteils der enthaltenen Mineralien und Vitamine zur Folge hat. Der im Agavendicksaft enthaltene Fruchtzucker hat den Vorteil, keinen hohen Anstieg des Blutzuckerspiegels zu verursachen. Wiederum wiegt beim Fruchtzucker der Nachteil schwer, dass er – wie bereits eingehend im ersten Kapitel thematisiert – in großen Mengen für die Leber sehr schädlich ist. Somit ist der Agavendicksaft als Süßungsmittel nur in kleinsten Mengen empfehlenswert.

Ahornsirup

Wenn eine kulinarische Welle aus Kanada herüberschwappt, dann sind des Öfteren Pancakes mit Ahornsirup der Grund hierfür. Ahornsirup wird aus Ahornbäumen gewonnen und enthält zu 60 % Zucker und zugleich eine stärkere Süßkraft. Dadurch ist zum Süßen eine geringere Menge als im Falle von Zucker vonnöten. Die restlichen 40 % des Ahornsirups sind Wasser. Des Weiteren ist der wenigstens geringe Gehalt an Vitaminen und Mineralstoffen eine kleine positive Randnotiz. Dennoch zeigt der mahnende Finger, dass selbst Ahornsirup in den gewöhnlich zum Süßen verwendeten Dosen einen hohen Zuckergehalt und somit negative Auswirkungen auf die Gesundheit hat.

Reissirup

Eine interessante Alternative zum Zucker ist der Reissirup, weil er aus Mehrfachzuckern in Verbindung mit Glukose besteht. Er schmeckt durch den hohen Gehalt an Mehrfachzuckern weniger süß, hat aber den großen Vorteil, den Insulinspiegel nicht hochschießen zu lassen. Vielmehr noch: Reissirup enthält viele brauchbare Kalorien, da er durch die Vielfachzucker in der Lage ist, dem Körper langfristig Energie zu spenden.

Die Herstellung erfolgt zunächst durch das Erwärmen von gemahlenem Reis, der sich durch die darauffolgende Zugabe von Enzymen in Zuckerstoffe aufspaltet. Filtration und Eindicken lassen schließlich den käuflichen Reissirup entstehen. Insgesamt ist Reissirup ein nützliches Süßungsmittel, welches unter vielen Gesichtspunkten für die menschliche Gesundheit besser als Zucker ist.

Kokosblütenzucker

Der Kokosblütenzucker stammt von dem Nektar der Kokospalme. Bei Anschneiden der Blütenknospe tritt dort der Nektar aus. In einem Behälter aufgekocht, entstehen aus dem Nektar der Kokospalme Kokosblütenzuckerkristalle. Entgegen der naheliegenden Vermutung schmeckt Kokosblütenzucker nicht nach Kokos, sondern leicht nach Karamell. Die Verwendungsmöglichkeiten gleichen denen vom Zucker, allerdings enthält der Kokosblütenzucker zu 40 % weniger Zucker als gewöhnlicher Weißzucker. Zudem hat die Zuckersorte aus dem Kokosnektar einen signifikanten Anteil an Mineralstoffen und Vitaminen. Der Kokosblütenzucker schneidet aus ernährungsphysiologischen Gesichtspunkten unter den vorgestellten Süßungsmitteln nach dem Reissirup am zweitbesten ab. Als kritisch zu betrachten ist beim Kokosblütenzucker jedoch der Fruktosegehalt, der in geringen Mengen gegeben ist.

Wir lernen...

Es gibt unter den Süßungsmitteln ausreichend Ersatz für Zucker. Jedoch haben Sie erkannt, dass in vielen der vorgestellten und auch weiteren Süßungsmittel, wie beispielsweise Datteln und Apfeldicksaft, auch Zucker als Hauptbestandteil enthalten ist. Der noch sehr gut geeignete Reissirup scheint eine Lösung zu sein, doch wird nicht jedem der charakteristische Eigengeschmack zusagen. Was die Kalorien angeht – so viel sei zuletzt gesagt – haben alle Süßungsmittel eine beträchtliche Menge und eignen sich somit kaum für Diäten.

Zuckerersatzstoffe

Diese werden auch Zuckeraustauschstoffe genannt. Sie charakterisiert der süße Geschmack und die Verstoffwechslung ohne Insulin bzw. mit geringen Mengen Insulin. Zuckerersatzstoffe enthalten dennoch Energie bzw. Kalorien, wenngleich dies in kleineren Mengen als beim Zucker der Fall ist. Außerdem sind Zuckerersatzstoffe Mittel, die in der Natur vorkommen. Als positive Merkmale hervorzuheben sind dabei die Konstanz des Blutzuckerspiegels nach Einnahme sowie der süße und befriedigende

Eigengeschmack. Es gibt zwei Arten von Zuckeraustauschstoffen, unter denen Sie die Fruktose bereits kennengelernt haben. Somit verbleibt nur noch eine weitere Art. Dabei handelt es sich um die verschiedenen Zuckeralkohole.

Was sind Zuckeralkohole?

Zuckeralkohole gehören ebenfalls der Gruppe der Kohlenhydrate an, jedoch wirken sie auf den Organismus anders. Sie

- ▶ haben einen verminderten Kaloriengehalt

- ▶ gelangen teilweise unverändert durch den Verdauungstrakt bis zur Ausscheidung

- ▶ besitzen eine geringere Süßkraft als Zucker, die bei ungefähr 40 bis 70 % liegt

- ▶ ziehen Wasser an und können deswegen abführend wirken

Haben Sie schon einmal die Warnhinweise auf den Kaugummis gelesen? Dort steht: „Kann bei übermäßigem Konsum abführend wirken." Falls Sie dies bereits gelesen haben, liegt es daran, dass Zuckeralkohole häufig in Kaugummis verwendet werden. Da sie wasseranziehend wirken, quellen sie den Nahrungsbrei auf und sorgen dadurch für eine abführende Wirkung. Im Gegensatz zur Fruktose werden sie nicht in der Leber zu Fett umgewandelt. Des Weiteren benötigen sie wenig bis gar kein Insulin zur Verstoffwechslung im Körper. Somit tun sich bereits zwei gesundheitlich wichtige Vorteile der Zuckeralkohole auf. Was den Kaloriengehalt angeht, so variiert dieser mit dem jeweiligen Zuckerersatzstoff. Bekannte Zuckerersatzstoffe sind u. a.:

- ▶ Erythrit

- ▶ Xylit

- ▶ Maltit

- ▶ Isomalt

- ▶ Sorbit

Wie Sie sehen können, sind wir mit der Gruppe der Zuckeraustauschstoffe zugleich bei dem Protagonisten dieses Buches, dem Xylit angekommen. Da dieser Stoff in mehreren Kapiteln dieses Buches ausführlich behandelt werden wird und viele Parallelen zu den anderen Zuckeraustauschstoffen aufweist, soll an dieser Stelle nicht näher auf die Kategorie der Zuckerersatzstoffe eingegangen werden. Damit Sie jedoch aus diesem Unterkapitel erkenntnisreicher hervorgehen und auf die Kapitel über Xylit eingestimmt werden, erhalten Sie drei interessante Fakten zum Nutzen von Zuckerersatzstoffen:

> ### Wussten Sie schon?
>
> I. Zuckeraustauschstoffe sind von den Bakterien im Mundraum nicht abbaubar, was Karies entgegenwirkt.
>
> II. Es ist durchaus möglich, dass Zuckeraustauschstoffe sogar Mittelohrentzündungen vorbeugen.
>
> III. Das medizinische Potenzial reicht sogar so weit, dass Zuckeraustauschstoffen eine Wirkung als Antioxidans nachgesagt wird, was bei der Bekämpfung der für die Gesundheit schädlichen freien Radikale von Vorteil ist.
>
> Was genauer sich dahinter verbirgt und ob diese drei positiven gesundheitlichen Aussichten wirklich reichlich wissenschaftlich fundiert sind, erfahren Sie später in den Kapiteln über Xylit.

Süßstoffe

Die Verwendung von Süßstoffen hat in den letzten Jahren einen rasanten Anstieg erfahren, als die ersten Light- und Zero-Varianten verschiedener Produkte und Lebensmittel auf den Markt kamen. Denn Süßstoffe sind Bestandteile dieser Produkte. Weil mit den durch Süßstoffe angereicherten Lebensmitteln die Nachfrage an energiearmen Lebensmitteln stieg, wurden Süßstoffe immer populärer. Die zentralen Eigenschaften von Süßstoffen bestehen darin, dass sie keine Energie liefern, eine weitaus höhere Süßkraft als Zucker haben und synthetisch gewonnene Verbindungen sind. Es handelt sich somit um keine natürlichen Stoffe.

Welche Süßstoffe existieren?

Die Liste der Süßstoffe ist lang. Sie reicht von gesetzlich zugelassenen bis hin zu in Lebensmitteln verbotenen Süßstoffen. Im Folgenden erhalten Sie ein paar Infos zu drei zugelassenen Süßstoffen:

- ▶ Acesulfam K

- ▶ Aspartam

- ▶ Saccharin

Acesulfam K

Acesulfam K zeichnet sich durch seine Resistenz aus. Der Süßstoff ist stabil und hitzebeständig. Dadurch sind mit ihm alle Zubereitungsmöglichkeiten machbar. Er wird unverändert vom Körper ausgeschieden.

- ▶ Erlaubte Höchstmenge: 9 mg/kg Körpergewicht

- ▶ Süßkraft im Vergleich zum Zucker: 200 Mal stärker

Aspartam

Aspartam ist wesentlich komplizierter in der Anwendung, da es beim Kochen und Backen seine Süßkraft verliert. Da Aspartam auf Eiweißbausteinen basiert, verstoffwechselt der Körper diesen Süßstoff. Dies reicht allerdings für keine Proteinzufuhr aus, von der der Körper profitiert. Vielmehr birgt die Basis auf Eiweißbausteinen Gefahren für Personen, die unter einer Eiweißstoffwechselstörung – im Fachjargon „Phenylketonurie" genannt – leiden. Hier darf der Süßstoff nicht konsumiert werden, weil den von der Erbkrankheit betroffenen Personen ein Enzym zum Abbau von Phenylalanin fehlt. Bei Phenylalanin handelt es sich um eine beim Abbau von Aspartam im Darm anfallende Substanz. Die Einnahme von Aspartam hätte im Falle von an Phenylketonurie leidenden Personen Nerven- und Hirnschädigungen zur Folge.

▶ Erlaubte Höchstmenge: 40 mg/kg Körpergewicht

▶ Süßkraft im Vergleich zum Zucker: 200 Mal stärker

Saccharin

Dies ist der älteste Süßstoff und hat zugleich einen leicht bitteren Nachgeschmack. Um diesen Nachgeschmack zu neutralisieren, wird dem Saccharin häufig ein zweiter Süßstoff beigemischt, wie beispielsweise Cyclamat. Cyclamat hat mit 35:1 im Vergleich zum Zucker die geringste Süßkraft unter den Süßstoffen, neutralisiert aber effektiv den bitteren Nachgeschmack des Saccharins.

Saccharin selbst gibt es in mehreren Varianten, wobei aufgrund der guten Löslichkeit meistens Natrium-Saccharin zum Einsatz kommt. Die Stabilität sowie Beständigkeit gegen Hitze, Frost und Säure machen Saccharin vielfältig einsetzbar.

▶ Erlaubte Höchstmenge: 5 mg/kg Körpergewicht

▶ Süßkraft im Vergleich zum Zucker: 500 Mal stärker

Über die weiteren Süßstoffe

Die weiteren Süßstoffe haben zum Teil noch weitaus stärkere Süßkräfte. Beispielsweise reicht das seit 2010 zugelassene Neotam bis hin zur 12.000- bis 13.000-fachen Süßstärke vom Zucker heran. Es ist besonders hitzebeständig.

Neben Neotam hat ebenso mit 2.000- bis 3.000-facher Süßstärke in Relation zum Zucker das Thaumatin eine beeindruckende Süßkraft. Es ist ein natürlicher Eiweißstoff, der aufgrund der geringen Hitzebeständigkeit zur Kompensation mit anderen Süßstoffen kombiniert wird.

Weitere zugelassene Süßstoffe im Überblick:

▶ Neohesperidin DC

- ▶ Sucralose

- ▶ Twin-Sweet

- ▶ Steviolglykoside (Aus Stevia gewonnen)

Stevia: Der populäre Süßstoff im Fokus

Besondere Aufmerksamkeit unter den Süßstoffen wird an dieser Stelle Stevia zuteil, um mit einigem Irrglauben aufzuräumen. Denn Stevia erlangte in der öffentlichen Wahrnehmung besondere Bekanntheit dadurch, dass es eine krautartige Pflanze ist. Somit wird Stevia oftmals als natürliches Süßungsmittel bezeichnet. Doch in Wirklichkeit ist die Sache komplizierter: Denn Stevia liegt in einer Vielzahl verschiedenster Produkte vor, von denen der als künstlich geltende Süßstoff Steviolglykoside einen Teil darstellt. Bei dem Wort „Stevia" ist fachgerecht nur die Pflanze gemeint. Die Produkte, die daraus gewonnen werden, reichen von nach wie vor natürlichen getrockneten Blättern, Sirupen und grünem Pulver bis hin zu Flüssigsüßstoffen, die einen hohen Gehalt an gesundheitlich wertvollen Inhaltsstoffen haben, und führen schließlich zum weißen Pulver, den Steviolglykosiden.

Herstellung der Stevioglykoside

Die Pflanze an sich – auch Honigkraut genannt – ist natürlich. Es handelt sich dabei um die Stevia-Pflanze. In den Anbauländern ist es möglich, die Blätter der Pflanze direkt zum Süßen zu verwenden. Diese haben dann eine Süßkraft, die in etwa 30 Mal stärker als die von Zucker ist. Kauft man nun hierzulande Stevia-Süßstoffe, dann ist damit aber nicht die Pflanze gemeint, sondern bestimmte Bestandteile. Denn als Lebensmittel ist die Stevia-Pflanze nicht zugelassen. Sie müsste zunächst ein Zulassungsverfahren bestehen, welches die gesundheitliche Unbedenklichkeit bescheinigt. Aus diesem Grund ist Stevia aktuell als neuartiges Lebensmittel eingestuft. Die aus Stevia gewonnen Steviolglykoside sind es, die Personen beim Süßstoff Stevia in Pulverform kaufen.

Diese entstehen durch chemische Prozesse, die sich schrittweise wie folgt gestalten:

1. Durch Einweichen wird den Blättern der Stevia-Pflanze die Feuchtigkeit entzogen.
2. Es entsteht ein Rohsaft, der durch die Zugabe von Metallsalzen einer ersten Reinigung unterzogen wird.
3. Anschließend erfolgen eine Entsalzung sowie eine Entfärbung, bei denen

Abbauprodukte anfallen.

4. Es ist durch eine Kristallisierung unter der Zugabe von Zuckeralkoholen eine mehrmalige Reinigung der Steviolglykoside erforderlich.

5. Am Ende sind 90 Prozent der pflanzlichen Stoffe vernichtet und als Endresultat verbleiben die von uns genutzten Steviolglykoside.

Was nun negativ klingt, muss es keineswegs sein! Zwar mögen die wertvollen Inhaltsstoffe der Pflanze fort sein, doch besticht der Süßstoff durch einen Kaloriengehalt von Null, eine hohe Süßkraft und er erspart das Auf und Ab des Blutzuckerspiegels. Alles in allem also weitestgehend positiv. Bedenken Sie zudem: Sobald Sie nicht das Pulver, sondern die flüssige Süße kaufen, profitieren Sie zudem von einem geringen Gehalt an sekundären Pflanzenstoffen, die der Gesundheit zuträglich sind.

Eigenschaften des Süßstoffs

Die Steviolglykoside als Süßstoff weisen eine 300 Mal stärkere Süßkraft als Zucker auf. Als Zusatzstoff in Lebensmitteln müssen sie entsprechend mit ihrem Namen oder der Alternativbezeichnung E960 in der Zutatenliste aufgeführt werden. Geschmacklich kommen die Steviolglykoside dem Lakritz nahe und haben eine leicht metallische Note. Manchmal werden dem Süßstoff zur Geschmacksoptimierung andere Stoffe zugesetzt – sowohl Süßstoffe als auch die energiereicheren Zuckeralkohole. Diese verändern den Geschmack. Ob mit Zusatz oder allein die Steviolglykoside: Es verbleibt ein in der Regel sehr geringer oder aber tatsächlich kein Kaloriengehalt, was Stevia-Produkte zu einem sehr geeigneten Zuckerersatz macht. Hierbei liegt die empfohlene tägliche Maximaldosis bei 6,2 mg/kg Körpergewicht.

Auswirkungen der Süßstoffe auf die Gesundheit

Die bisherige Vorstellung der Süßstoffe hat womöglich hier und da ein irritierendes Bild abgegeben. Denn der positiven Tatsache, dass Süßstoffe keine Kalorien enthalten, stand die mahnende tägliche Maximalmenge pro Kilogramm Körpergewicht gegenüber.

Sind Süßstoffe also gesundheitlich bedenklich? Wieso sonst gibt es die Maximalmengen, wo doch keine Kalorien in den Süßstoffen vorhanden sind?

Zunächst eine Entwarnung: Es gibt keine Hinweise dafür, dass die Süßstoffe gesundheitlich bedenklich sind. Andernfalls würden sie nicht zugelassen werden. Die täglichen Maximalmengen dienen lediglich der Sicherheit, da die Süßstoffe nur bedingt erforscht sind. Lediglich innerhalb dieser Maximalmengen ist der Einsatz erwiesenermaßen sicher. Darüber hinaus gibt es noch zu wenige wissenschaftliche Erkenntnisse, woran allerdings gearbeitet wird. Auch die aktuell empfohlenen täglichen Höchstmengen befinden sich auf einem permanenten Prüfstand, um die Sicherheit der Verbraucher zu gewährleisten.

Zugleich lassen sich aber bereits viele der negativen Behauptungen und Gerüchte über Süßstoffe widerlegen. Diese hatten lange an dem Ruf der Süßstoffe genagt. Dabei handelte es sich allem voran um die folgenden Behauptungen:

- ▶ Süßstoffe sind krebserregend

- ▶ Süßstoffe verursachen Blähungen und Durchfall

- ▶ Mastmittel enthalten Süßstoffe

Contra #1: Süßstoffe haben keine krebserregende Funktion

Ein Tierversuch mit Saccharin, der in den 60er Jahren stattfand, brachte den Süßstoff in Verruf, für die Entstehung von Blasenkrebs verantwortlich zu sein. Doch die Objektivität dieser Studie erfuhr im Laufe der kommenden Jahrzehnte deutliche Rückschläge. Denn es zeigte sich, dass im Rahmen des Versuchs Dosen verwendet wurden, die 20 Kilogramm Zucker täglich beim Menschen entsprechen würden. Ein derart unrealistisches Szenario bietet keine faire Vergleichsbasis. Stattdessen hat sich bis heute im Laufe der Jahrzehnte gezeigt, dass sogar Intensiv-Anwender keine Krebserkrankungen verzeichnen, die auf den Einsatz von Saccharin zurückzuführen sind. Stattdessen ist es mittlerweile sogar ein angesehener Zuckerersatz für Diabetiker.

Auch Cyclamat musste eine schwere Phase durchlaufen, als es aufgrund tierexperimenteller Studien mit Verdacht auf Krebsauslösung in den USA 1970 auf dem Markt verboten wurde. In Deutschland und Österreich jedoch wird Cyclamat nach wie vor verwendet, und diverse weitere Studien nach der 70er-Jahre-Studie aus den USA waren nicht in der Lage, die kanzerogene Wirkung des Cyclamats nochmals zu unterstützen.

Contra #2: Keine Blähungen und Durchfälle durch Süßstoffe

Die Behauptung, Süßstoffe würden Blähungen und Durchfälle verursachen, entspringt dem Sonderfall der Einnahme von Süßstofftabletten durch laktoseintolerante Personen. Da Süßstofftabletten Milchzucker – also Laktose – als Trägersubstanz enthalten, kam es hier vermehrt zu Verdauungsproblemen. Flüssige Süßstoffe jedoch sind frei von Laktose und somit in der Regel für alle Personen verträglich. Also sind es nicht die Süßstoffe, die Blähungen und Durchfall verursachen können, sondern vielmehr ausschließlich im Falle laktoseintoleranter Menschen die Süßstofftabletten.

Contra #3: Süßstoffe sind nicht in Mastmitteln enthalten

Die Verwendung von Süßstoffen ist in der EU-Richtlinie (RL 70/524/EWG und RL 87/153/EWG) festgehalten. Hier ist vermerkt, dass sie bei Ferkeln lediglich aus geschmacklichen Gründen verwendet werden dürfen. Dies ist bis zum vierten Lebensmonat erlaubt, um den Übergang von der Sauenmilch zum gewöhnlichen Futter zu ermöglichen. Des Weiteren gibt es strikte Vorgaben, womit das Futter gesüßt werden darf. Somit werden Süßstoffe nicht als Bestandteil von Mastmitteln eingesetzt. Dies hatte ursprünglich in der öffentlichen Wahrnehmung das Ansehen der Süßstoffe beträchtlich reduziert.

Zusammenfassung: Stevia weckt die Neugier!

Stevia ist nicht zwingend ein Süßstoff. Vielmehr ist es das, was Sie daraus machen: Je nachdem, ob Sie die Blätter, grünes oder weißes Pulver nutzen, entfaltet sich eine andere Wirkung und eine andere Einordnung. Die Steviolglykoside sind der Süßstoff, alle anderen Produkte wiederum sind anders einzuordnen. Aus diesem Grund ist Stevia als Zuckerersatz vielfältig und interessant. Doch die Aufmerksamkeit wird im Folgenden den Zuckeraustauschstoffen gelten.

Abnehmen mit Zuckerersatzstoffen

Das vergangene Kapitel hat Ihnen die verschiedenen Süßungsmittel vorgestellt. Dabei stachen u. a. die Zuckerersatzstoffe positiv heraus. Da dieses Buch sich mit Xylit beschäftigt, welcher ein Zuckeraustauschstoff ist, widmen wir uns nun verstärkt dieser Gruppe der Süßungsmittel. Hierbei schauen wir uns allem voran an, wieso das Abnehmen mit Zuckerersatzstoffen so vielversprechend ist. Dazu werden Ihnen die verschiedenen Stoffe vorgestellt. Das Xylit bleibt zunächst außen vor, da diesem Stoff im Rest des Buches reichlich Aufmerksamkeit geschenkt wird. Sie lernen stattdessen zuerst die übrigen Alternativen näher kennen.

Welche Zuckeraustauschstoffe eignen sich überhaupt zum Abnehmen?

Generell eignen sich alle Zuckeraustauschstoffe zum Abnehmen. Dabei ist allerdings zu beachten, dass durch die Fermentation vieler Zuckeraustauschstoffe im Darm Gase entstehen, die Blähungen und Durchfall verursachen können. Dies ist jedoch von Person zu Person unterschiedlich und taucht bei Erythrit eher selten auf. Denn Erythrit hat den Vorteil, dass er zu über 90 % im Dünndarm erschlossen wird und somit kaum fermentiert. Die anderen Zuckeralkohole wiederum werden zu 50 bis 80 % im Dickdarm fermentiert, was die Wahrscheinlichkeit von Blähungen und Durchfall steigert. Dies geschieht allerdings erst ab hohen Einnahmemengen. Bei Xylit steigt die Toleranz nach einigen wenigen Wochen der Eingewöhnungsphase. Insgesamt eignen sich neben Xylit die folgenden Zuckerersatzstoffe im Rahmen einer Diät.

- ▶ Erythrit

- ▶ Mannit

- ▶ Maltit

- ▶ Lactit

- ▶ Sorbit

- ▶ Isomalt

Ausgenommen von Maltit und Lactit sind alle diese Zuckerersatzstoffe in der Natur vorhanden. Sie kommen z. B. in Pflaumen, Birnen und Datteln vor. Sämtliche Zuckerersatzstoffe sind Kohlenhydrate – um genau zu sein, Mono- und Disaccharide – die jedoch über einen speziellen Aufbau verfügen. Dieser führt dazu, dass sie allesamt größtenteils insulinunabhängig verstoffwechselt werden. Des Weiteren überzeugen die Zuckeraustauschstoffe mit einem geringen Kaloriengehalt. Somit bleiben gleich drei negative Auswirkungen erspart, die normalerweise den Diäten sowie der menschlichen Gesundheit im Wege stehen:

- ▶ Heißhungerattacken

- ▶ Blutzuckerschwankungen

- ▶ Hohe Kalorienzufuhr

Bessere Voraussetzungen als mit Zuckerersatzstoffen gibt es somit kaum für eine Diät!

Die Süßkraft wiederum trägt dazu bei, dass die häufig in Speisen ersehnte Süße vorhanden ist. Dabei variiert die Süßkraft mit dem jeweiligen Zuckerersatzstoff. Hierzu gibt die folgende Tabelle Aufschluss darüber, wie die Süßkraft der genannten Süßstoffe und die von Xylit ausfällt:

Zuckeralkohol	Süßkraft
Xylit	80 – 100 % vom Traubenzucker
Erythrit	60 – 80 % vom Haushaltszucker
Mannit	40 – 70 % vom Traubenzucker
Maltit	65 – 90 % vom Haushaltszucker
Lactit	35 – 40 % vom Haushaltzucker
Sorbit	40 – 70 % vom Traubenzucker

Aus dieser Süßkraft sowie den spezifischen Eigenschaften der Zuckerersatzstoffe resultieren einerseits geschmackliche Unterschiede untereinander und zum Zucker als auch Unterschiede bei der Verwendung in der Küche.

Die Zuckerersatzstoffe in der Praxis

Der Umgang mit Zuckerersatzstoffen zum Süßen von Speisen ist ein denkbar anderer als im Falle von Zucker. Geschmack und chemische Eigenschaften bringen besondere

Anforderungen für den Umgang in der Küche mit sich. Wie sich dies bei Xylit konkret gestaltet, werden Sie in den folgenden Kapiteln sehen. In diesem Kapitel nehmen wir ausschließlich die anderen Ersatzstoffe unter die Lupe. Dabei weisen alle die Gemeinsamkeit auf, dass sie einen kühlenden Effekt im Mund verursachen. Dafür verantwortlich ist deren geringe chemische Lösungswärme.

Ansonsten unterscheiden sie sich mal mehr, mal weniger voneinander, wobei Ihnen die folgenden Erläuterungen das Wichtigste vermitteln.

Erythrit

Dies ist der nach Xylit am gründlichsten erforschte Zuckerersatzstoff. Er hat gegenüber Xylit einige Vorteile, jedoch ebenso seine Nachteile. Dabei ist ein prägnantes Merkmal die Tatsache, dass nur ca. 10 % des Zuckeraustauschstoffs verstoffwechselt werden. Der Rest wird über die Nieren ausgeschieden. So kommt es dazu, dass Erythrit kaum Kalorien enthält. Auf den Produkten wird deswegen der Kaloriengehalt gleich Null angegeben. Als weiterer Vorteil von Erythrit erweist sich, dass es nur in kleinen Mengen in den Darm gelangt, weswegen das Risiko einer abführenden Wirkung minimiert wird. Auf der anderen Seite steht als Nachteil Erythrits die geringere Süßkraft im Vergleich zum Zucker, die bei Rezepten ein Umrechnen erfordert. Des Weiteren hat Erythrit im Vergleich zu Xylit in der Küche die Eigenschaft, schnell auszukristallisieren, weswegen sich der Einsatz im Rahmen von Erfrischungsgetränken als schwierig erweist.

Weitere wichtige Angaben für den Einsatz in der Küche

- ▶ Schmelzbereich: 120 - 123 °C

- ▶ Löslichkeit in Wasser: 10 g pro 100 g Wasser bei 20 °C

- ▶ Kaloriengehalt (pro 100 Gramm): 0 - 10

Hinweis!

In der EU ist der Kaloriengehalt der hier vorgestellten fünf Zuckerersatzstoffe mit 240 kcal pro 100 Gramm des Austauschstoffs gleich. In den USA jedoch variiert der Kaloriengehalt. Demzufolge müssen Sie bei der Bestellung amerikanischer Produkte über das Internet speziell auf den Kaloriengehalt der verschiedenen Zuckerersatzstoffe achten. Dieser gestaltet sich bei den in diesem Kapitel thematisierten fünf Zuckeraustauschstoffen wie folgt:

▶ Lactit: 200 kcal/100 g
▶ Maltit: 210 kcal/100 g
▶ Mannit: 160 kcal/100 g
▶ Sorbit: 260 kcal/100 g
▶ Xylit: 240 kcal/100 g

Mannit

Mannit weist eine geringe Löslichkeit auf und ist dadurch in der Lage, ein Feuchtwerden sowie ein Verkleben bei Lebensmittelprodukten zu verhindern. Zudem hat Mannit im Vergleich zum Großteil der restlichen Zuckeralkohole eine geringere Süße, was ihn häufig nur für den Einsatz bei sehr speziellen Produkten und Anwendungen geeignet macht. Dementsprechend findet dieser Zuckeraustauschstoff in der Regel ausschließlich Einsatz als Bestäubungsmittel für Kaugummis und als Überzugsmittel.

<u>Weitere wichtige Angaben für den Einsatz in der Küche</u>

▶ Schmelzbereich: 165 – 168 °C

▶ Löslichkeit in Wasser: 22 g pro 100 g Wasser bei 25 °C

▶ Kaloriengehalt (pro 100 Gramm): 240

Maltit

Maltit empfiehlt sich aus vielerlei Gründen für den Einsatz als Zuckerersatzstoff. Dazu gehören neben seiner nah am Haushaltszucker befindlichen Süßstärke vor allem Eigenschaften beim Verzehr. So verursacht der Zuckeraustauschstoff ein cremiges Gefühl im Mund, was ihn prädestiniert für die folgenden Einsatzgebiete macht:

▶ Karamellbonbons

▶ Fondants

▶ Süßwaren mit Schokoladengeschmack

▶ Verschiedenste Bäckereiprodukte

<u>Weitere wichtige Angaben für den Einsatz in der Küche</u>

▶ Schmelzbereich: 144 – 147 °C

▶ Löslichkeit in Wasser: 152 g pro 100 g Wasser bei 20 °C

▶ Kaloriengehalt (pro 100 Gramm): 240

Lactit

Lactit ist ein denkbar spektakulärer Zuckeraustauschstoff. Bei ihm wurde – auch wissenschaftlich fundiert – eine positive Wirkung auf die Darmgesundheit beobachtet, weswegen es Verwendung als Präbiotikum findet. Es wird davon ausgegangen, dass der Austauschstoff einerseits das Wachstum gesundheitsfördernder saccharolytischer Bakterien verbessert und andererseits das Wachstum der schädlichen proteolytischen Bakterien hemmt. In Kombination mit dem geringen Schmelzpunkt und der guten Löslichkeit in Wasser ergeben sich somit vielfältige Einsatzgebiete:

▶ Eiscremes

▶ Schokoladen

▶ Kaugummis

▶ Zuckerreduzierte Konfitüre

<u>Weitere wichtige Angaben für den Einsatz in der Küche</u>

▶ Schmelzbereich: 98 – 102 °C

▶ Löslichkeit in Wasser: 133 g pro 100 g Wasser bei 20 °C

▶ Kaloriengehalt (pro 100 Gramm): 240

Sorbit

Sorbit weist wasserbindende Eigenschaften auf. Dementsprechend entfällt der Großteil seiner Anwendungsbereiche auf Lebensmittelprodukte, die feucht gehalten werden müssen. Dies trifft beispielsweise auf Gebäck und verschiedene Arten von Füllungen zu.

<u>Weitere wichtige Angaben für den Einsatz in der Küche</u>

▶ Schmelzbereich: 92 – 96 °C

- ▶ Löslichkeit in Wasser: 235 g pro 100 g Wasser bei 25 °C

- ▶ Kaloriengehalt (pro 100 Gramm): 240

Wussten Sie schon?

Es ist aus vielerlei Gründen üblich, mehrere Zuckerersatzstoffe miteinander zu kombinieren. So gelingt es der Industrie neben den finanziellen Vorteilen im gleichen Zuge bestimmte angestrebte Eigenschaften der Lebensmittel zu erreichen. Auch ist die Kombination von Süßstoffen mit Zuckerersatzstoffen üblich. Die Zuckerersatzstoffe überdecken dann den manchmal gewöhnungsbedürftigen Nachgeschmack bestimmter Süßstoffe.

Zusammenfassung: Wenn abnehmen, dann mit Zuckerersatzstoffen!

Die Gründe für eine Gewichtsreduktion mithilfe von Zuckerersatzstoffen sind weitreichend. Sie reichen von positiven Auswirkungen auf die Gesundheit über einen geringen Kaloriengehalt, bis hin zu einer Süßkraft, die nahezu keinerlei Auswirkungen auf den Insulinspiegel hat. Außerdem spricht für den Einsatz von Zuckerersatzstoffen, dass diese natürlichen Ursprungs sind. Doch Achtung: Hier bilden Lactit und Maltit eine Ausnahme. Schädliche Auswirkungen bis auf eine abführende Wirkung bei zu hohem Konsum sind bislang nicht erwiesen. Zuckeraustauschstoffe ersetzen stattdessen auf hochwertige Weise den Zucker und machen es dem Konsumenten auf diesem Wege wesentlich einfacher, die Entbehrungen einer Diät zu bewältigen.

Zuckerersatz Xylit im Porträt – Eine Geschichte für sich

Dieses Kapitel stellt Ihnen den Zuckerersatzstoff Xylit und dessen beachtliche Geschichte vor. Es gibt viele detaillierte Forschungen und Studien über diesen Stoff, weswegen Xylit insgesamt der am besten erforschte Zuckerersatzstoff ist. Mit der Hilfe der bis heute gewonnenen Erkenntnisse beantwortet dieses Kapitel im Anschluss an die Vorstellung Xylits zwei wichtige Fragen:

- ▶ Was unterscheidet Xylit vom Zucker und was legt den Einsatz als Zuckerersatzstoff nahe?

- ▶ Warum sollte man sich als Konsument unter den vielen Zuckeraustauschstoffen für Xylit entscheiden?

Mit der Beantwortung dieser beiden Fragen werden Sie sich allerspätestens im Rahmen dieses Kapitels für eine Zuckerreduktion entscheiden. Noch ziemlich theorielastig und den Zuckerersatzstoff Xylit vorstellend, wird es im darauffolgenden Kapitel schließlich in die Praxis gehen.

Sie sind somit nur noch wenige Schritte vom Umstieg auf den gesundheitsfördernden Stoff Xylit entfernt. Machen Sie sich langsam bereit!

Xylit im Wandel der Zeit: Aus der Studentenbude in die Versenkung und schließlich zum Hilfsstoff

Die Geschichte von Xylit beginnt an zwei Orten zur selben Zeit: 1890 extrahieren der Chemieprofessor Emil Fischer und sein Student Robert Stahel gemeinsam aus Buchenspänen die Verbindung Xylit. Doch neben den beiden Deutschen gelingt auch einem französischen Chemiker mit seiner Forschergruppe die Entdeckung. Hier wird eine Art Sirup aus Xylit aus Weizen- und Haferhalmen gewonnen. Die Bezeichnung hat Xylit seitdem seiner Herkunft zu verdanken: Aufgrund seiner Extraktion aus dem Gefäßteil der Pflanzen, der Wasser leitet und Xylon heißt, wird es analog dazu Xylit genannt. Die Endung -ol, die in der Fachsprache hinzugefügt wird, bezieht sich rein auf seine chemische Struktur, aufgrund derer Xylit der Gruppe der Zuckeralkohole zugeordnet wird.

Seit der Entdeckung sind über 50 Jahre vergangen, in denen Xylit aus der Wahrnehmung der Forschung verschwunden war. In den 1950er Jahren des 20. Jahrhunderts jedoch verschafft ein Zufall Xylit wieder Aufmerksamkeit: Der US-Forscher Dr. Oscar Touster entdeckt Xylit als ein Zwischenprodukt des menschlichen Stoffwechsels. In Europa erinnert man sich etwas schneller als in den USA an Xylit. Bereits da beginnt die Verwendung von Xylit in dem Rahmen, für den es heute populär ist: als Zuckerersatz. Die Finnen suchen zu Zeiten des zweiten Weltkriegs nach einem Ersatz für Zucker, da der Zucker mittlerweile rar geworden ist. Es werden bis nach dem zweiten Weltkrieg wissenschaftliche Ansätze und Versuche gestartet, die eine wirtschaftlich rentable Gewinnung von Xylit ermöglichen sollen. Letztlich gelingt es, wobei die finnische Birke beim Gewinnungsprozess eine große Rolle spielt. So kommt es zum Namen, unter dem Xylit in dieser Zeit noch bekannt ist: Birkenzucker.

Bis heute wurden die Abläufe bei der Gewinnung stetig verbessert. So wird mittels einiger chemischer Prozessabläufe Xylit aus xylanreichen Pflanzen hergestellt. Letzten Endes resultiert daraus ein Produkt, welches von der chemischen Struktur her dem Xylit in unserem Körper sowie in der Natur gleicht. Von daher wird Xylit als natürliche Substanz der Gruppe der Kohlenhydrate zugeordnet.

Das Rad der Zeit dreht sich in Finnland weiter und führt uns zum Jahre 1965, in dem die Finnen ihre Begeisterung für den Zuckerersatzstoff Xylit im Rahmen zahlreicher Forschungen erweitern. 1965 werden am Zahnmedizinischen Institut Turku die Voraussetzungen dafür geschaffen, Xylit weltweit bekannt zu machen. Mit den damals begonnenen Forschungen samt eine Langzeitstudie wird die Eignung als Zuckeraustauschstoff untersucht. Fragen Sie sich, wieso diese Forschung und die Studie Xylit zu internationaler Bekanntheit verhelfen? Zum einen liegt es daran, dass die Studie bis heute andauert. Zum anderen erregen die Ergebnisse der Studie Aufmerksamkeit, weil sie klar für den Einsatz Xylits sprechen. Es stellt sich heraus, dass Xylit im Gegensatz zu Zucker kein Karies verursacht. Des Weiteren steht in Aussicht, dass Xylit sogar gegen Karies wirken kann!

Xylit erregt zunehmend mehr Aufmerksamkeit von Wissenschaftlern und Forschergruppen, die den Zuckeraustauschstoff eingehend untersuchen und weiteres Potenzial beim Einsatz von Xylit entdecken:

▶ Unterstützung bei der Bekämpfung von Diabetes und Übergewicht

▶ Aussicht auf Hilfe bei Osteoporose

▶ Hilfsmittel im Falle von Infekten und Allergien

Bei den drei genannten Stichpunkten handelt es sich um Potenziale, die zum Teil nicht vollständig zugesichert werden können. Doch diese Potenziale sind deutlich mehr als bloße Annahmen und resultieren aus Forschungen sowie Studien. Nach und nach kommen bis heute weitere Erkenntnisse hinzu, die Xylit insbesondere unter Experten zu einem interessanten und unter gesundheitlichen Aspekten vielversprechenden Zuckerersatzstoff machen.

Also ist Xylit gar nicht hundertprozentig natürlich?

Gehen wir davon aus, dass Sie sich reich an Beeren, Früchten, Gemüse und Getreide ernähren würden: Dann nehmen Sie bereits Xylit zu sich. Allerdings sind dies sehr geringe Mengen. Gleichzeitig nehmen Sie allerdings die Kalorien der genannten Lebensmittel sowie den parallel enthaltenen Zucker auf. Somit braucht es speziell gesondertes Xylit aus den genannten Lebensmitteln, um es in signifikanter Menge und als Zuckerersatz zu sich zu nehmen. Diese Sonderung erfolgt mittels chemischer Prozesse. Diese verändern tatsächlich am Xylit selbst nichts, entziehen dafür aber den Pflanzen und Bäumen die anderen Inhaltsstoffe. Somit ist Xylit natürlich, wenngleich es im Rahmen eines chemischen Prozesses gewonnen wird. Das in den Läden käufliche und günstige Xylit wird aufgrund des geringeren Aufwands häufig nicht mehr wie früher aus finnischen Birken, sondern aus Maiszucker oder anderen günstigen Stoffen gewonnen. Dies ändert letzten Endes an der Qualität jedoch nichts.

Wussten Sie schon?

Die Birke ist ein faszinierender Baum, dessen Rinde und Blätter vielfältigen Nutzen entfalten. Neben dem hocheffektiven Kälteschutz und der Robustheit bei geringem Eigengewicht liegen die vielen Vorteile insbesondere in der Wirkung auf den Körper. Beispielsweise wird der Betulinsäure aus der Birkenrinde nachgesagt, Krebszellen zerstören zu können. Die Birkenblätter wiederum weisen einen hohen Gehalt an Bitterstoffen, Gerbstoffen und Mineralien auf.

Zentrale Eigenschaften von Xylit

Als Austauschstoff aus der Gruppe der Zuckeralkohole sind – nachdem Sie über die Zuckerersatzstoffe aufgeklärt wurden – bereits einige Eigenschaften von Xylit klar:

- ▶ Verstoffwechslung als komplexes Kohlenhydrat, was den Blutzuckerspiegel im Sinne der Gesundheit konstant hält

- ▶ Geringere Süßkraft als Zucker

- ▶ Weniger Kalorien als Zucker

- ▶ Natürlicher Ursprung

Ergänzend kommt hinzu, dass Xylit einen Kaloriengehalt von 24 Kalorien pro 100 Gramm aufweist. In diesem Punkt unterscheidet sich Xylit also von den anderen populären Austauschstoffen Mannit, Maltit, Lactit und Sorbit nicht. Lediglich Erythrit fällt mit seinem noch geringeren Kaloriengehalt aus dem Muster. Während bei den anderen Zuckerersatzstoffen der Gehalt in den USA anders ausfällt, ist er bei Xylit gleich und liegt somit ebenfalls bei 24 Kalorien auf 100 Gramm.

Durch seine vielfach untersuchte Wirkung auf die Zahn- und Mundgesundheit mit positiven Ergebnissen findet Xylit häufigen Einsatz in Zahnpasta sowie Mundwasser. Des Weiteren ist es der am häufigsten in Kaugummis verwendete Zuckeraustauschstoff. Diese beiden Aspekte – aber vor allem der Einsatz in der Pharmakologie – unterstreichen, wie groß die Überzeugung über die positive Wirkung Xylits auf die Zahn- und Mundgesundheit ist.

Ansonsten überzeugt Xylit mit der nach Sorbit zweitbesten Wasserlöslichkeit unter den Zuckeraustauschstoffen, die bei 164 Gramm pro 100 Gramm Wasser bei einer Temperatur von 25 °C liegt. So kommt es zu einer guten Einsetzbarkeit als Süßungsmittel für Sirupe, Smoothies und Drinks jedweder Art. Ein Schmelzpunkt zwischen 92 und 96 °C begünstigt die Nutzung Xylits für Saucen und Güsse innerhalb verschiedenster Rezepturen.

Des Weiteren steht Xylit in Verbindung damit, viele weitere gesundheitliche Mehrwerte zu erzeugen, was allerdings zum größten Teil nicht fachlich ausreichend erwiesen ist:

- ▶ Schutz vor Osteoporose

- ▶ Stärkung der Immunabwehr

- ▶ Hilfe bei Asthma und Allergien

- ▶ Prävention gegen Mittelohrentzündungen

▶ Krebsvorbeugung

Die Vor- und Nachteile von Xylit auf einen Blick

Da wir die Geschichte Xylits beleuchtet und über den einen oder anderen Einsatzbereich sowie die Herstellung informiert haben, wird es nun Zeit, sich die Vor- und Nachteile kompakt vor Augen zu führen. Bis dato können wir mehrere Aspekte herausfiltern, die unter den Gesichtspunkten Herstellung, Gesundheit und Wirkung als positiv zu bewerten sind.

Die Vorteile:

▶ Förderung der Mund- und Zahngesundheit

▶ Potenziell weitreichende positive Wirkung auf weitere gesundheitliche Aspekte

▶ Weniger Kalorien im Vergleich zum Zucker

▶ Kein rapider Anstieg des Blutzuckerspiegels

▶ Optimal kombinierbar im Rahmen von Diäten

Die Nachteile:

▶ Bei hohem oder häufigem Konsum abführende Wirkung

▶ Höherer Kaloriengehalt als beim Zuckerersatzstoff Erythrit

Was unterscheidet Xylit von Zucker und den anderen Zuckeraustauschstoffen?

Bis hierhin gibt Xylit ein positives Bild ab. Doch auch die anderen Zuckeraustauschstoffe haben ihre Vorzüge. Tatsächlich hat sogar der Zucker, der in den Anfangskapiteln dieses Buches eine berechtigte Kritikwelle über sich ergehen lassen musste, seine Vorzüge. Diese halten sich zugegebenermaßen in Grenzen und beziehen sich lediglich auf das Hirngespinst, welches uns eingeredet wurde: „Zucker schmeckt, ist süß, eine Belohnung, muss sein usw." Aber der Zucker ist nun einmal da und Xylit muss Sie erst überzeugen, als Zuckerersatz geeignet zu sein. Deswegen werden Sie im Folgenden alle bisher erwähnten Unterschiede zum Zucker, die für Xylit sprechen, kurz erläutert bekommen. Des Weiteren wird darauf eingegangen, was Xylit von den anderen Zuckeraustauschstoffen unterscheidet. Insbesondere dieser letzte Vergleich wird Sie überraschen und Ihnen vor Augen führen, wie weit erforscht Xylit mittlerweile ist.

Nochmals klar verständlich und endgültig: Deswegen Xylit anstelle von Zucker!

Wir beginnen mit der direkten Gegenüberstellung von Xylit und Zucker. Dabei tun sich vier Aspekte hervor: Zum einen die Kalorienanzahl, die Wirkung auf den Blutzuckerspiegel sowie die Zahnfreundlichkeit, bei denen Xylit den Vergleich gewinnt. Zum anderen gibt es den Aspekt „Geschmack", der rein individuell ist, aber wahrscheinlich zu Beginn eine kurze Umgewöhnungszeit erfordern wird.

Die Kalorienmenge

Die aufgenommene Kalorienmenge definiert, in welche Richtung es gewichtstechnisch geht. Hier punktet Xylit im Vergleich zum Zucker, da es lediglich 2,4 Kilokalorien pro Gramm enthält. Zucker wiederum wartet mit 4,3 Kilokalorien pro Gramm auf. Die Zahlen klingen zunächst beide klein, doch rechnet man dies hoch, wird die Differenz immer eindeutiger:

- ▶ Im Falle von 50 Gramm liegt eine Kalorienreduktion von 95 Kilokalorien durch den Ersatz von Zucker durch Xylit vor

- ▶ Auf 100 Gramm weist Xylit 190 Kilokalorien weniger auf

- ▶ Bei 200 Gramm sind es gar 380 Kalorien weniger auf Seiten Xylits

Letzten Endes ließe sich dieses Spiel so weiterspielen und die Differenzen würden noch deutlicher werden. Seien Sie dabei gewarnt: Mengen von 100 bis 200 Gramm Zucker tauchen in mehreren Rezepten und Fertigwaren auf. Über den Tag verteilt ergeben sich somit enorme Zucker-Einsparungspotenziale dank Xylit.

Die Wirkung auf den Blutzuckerspiegel

Mit Hilfe des glykämischen Indizes (GI) wird das Ausmaß angegeben, mit dem bestimmte Speisen, Lebensmittel oder Stoffe den Blutzuckerspiegel erhöhen. Dabei sind die folgenden Wertespannen gegeben:

- ▶ Niedriger GI mit guter Wirkung auf den Blutzuckerspiegel: 0 - 55

- ▶ Mittlerer GI mit moderatem Anstieg des Blutzuckerspiegels: 56 - 59

▶ Hoher GI mit starkem Anstieg des Blutzuckerspiegels: 70 - 100

Aus den ersten Kapiteln wissen wir, dass es im Sinne der Gesundheit ist, wenn der Blutzuckerspiegel ausgewogen reguliert ist und vom Körper problemlos konstant gehalten werden kann. Demzufolge sind Lebensmittel, Speisen und Stoffe mit einem niedrigen GI zu bevorzugen. Xylit liegt bei einem GI von 7. Ein klarer Vorteil also gegenüber Zucker!

Die positive Wirkung auf den Insulinspiegel ist der chemischen Struktur Xylits zu verdanken. Aufgrund dieser wird Xylit nämlich als komplexes Kohlenhydrat verdaut. Dabei beginnt die Verdauung in der Mundhöhle mit der Spaltung durch im Speichel enthaltener Verdauungsenzyme. Durch die Speiseröhre bahnt sich Xylit seinen Weg in den Magen, wo es weiter zersetzt wird. Es folgt eine portionsweise Weiterleitung in den Darm, von wo aus nur ein Drittel des Xylits in Form von Glukose ins Blut abgegeben wird. Zwei Drittel werden im Dickdarm von den Bakterien fermentiert und vom Organismus in Fettsäuren umgewandelt, die als Energielieferanten ohne ungünstige Auswirkungen auf den Blutzuckerspiegel dienen.

Hinweis!

Exakt in der Fermentierung Xylits liegt der Grund, weswegen die Zuckerersatzstoffe bei übermäßigem oder häufigem Konsum abführend wirken. Befindet sich eine zu hohe Menge im Dickdarm, dann nimmt die Gasbildung stark zu, was wiederum dazu führt, dass sich der Nahrungsbrei aufbläht und aufgrund der Gase verstärkt abgeführt wird.

Die Zahnfreundlichkeit

Wie bereits eingehend erläutert, besitzt Xylit den Vorteil der Förderung der Zahn- und Mundgesundheit. Dieser ist darin zu sehen, dass die Mundbakterien den Stoff nicht abbauen können. Es entsteht dadurch – im Gegensatz zum Zucker – keine schädliche Milchsäure. Anstelle dessen kommt vielmehr eine Kräftigung der Zähne durch bessere Versorgung mit Mineralstoffen zustande.

Der Geschmack

Nun kommen wir zu dem Aspekt, bei dem vermutlich der Zucker fürs Erste im Vergleich siegen wird. Dies ist etwas, worauf Sie sich mental wirklich stark vorbereiten müssen: Sie sind höchstwahrscheinlich dermaßen an Zucker gewöhnt, dass die Begeisterung über Xylit, die während des Lesens dieses Buches entsteht, nach dem Kochen schnell der Ernüchterung weichen wird, weil Xylit anders schmeckt als Zucker. Xylit schmeckt keineswegs schlecht, aber die Gewohnheit an den Zucker ist sehr stark ausgeprägt. Gehen Sie deswegen mit gemäßigten Erwartungen an den Geschmack von Xylit heran. Der zu vernehmende kühlende Nachgeschmack ist dezent und wird mit der Zeit – je regelmäßiger Sie Xylit als Zuckeraustauschstoff nutzen – von der angenehmen Süße überdeckt werden, die Xylit liefert. Nach einiger Zeit wird auch der letzte Vorteil des Zuckers – der Geschmack – der Einzigartigkeit von Xylit weichen.

Ein zentraler Unterschied beim Vergleich mit den anderen Zuckeralkoholen: Hier liegt der Knackpunkt!

Grundsätzlich weist Xylit in Relation zu den anderen Zuckeraustauschstoffen mehrere Unterschiede auf. Doch ehe nun mit den nuancenhaften Details wie Abweichungen beim Schmelz- und Siedepunkt sowie der Löslichkeit argumentiert wird, sei alles lieber auf den einen wesentlichen und wichtigen Unterschied zu den anderen Zuckeraustauschstoffen heruntergebrochen: Den Forschungsstand!

Der Forschungsstand ist eine Qualität, die in diesem Ausmaß unter sämtlichen Zuckeralkoholen nur das Xylit zu Eigen hat. Dabei sind vor allem die Finnen mit ihren Langzeitstudien die Wegbereiter dafür, dass es bezüglich Xylit viel Klarheit und positive Belege gibt. Zwar existieren auch Forschungen zu anderen Zuckeralkoholen, wobei insbesondere Erythrit die eine oder andere Duftnote setzt. Doch der Großteil der Erkenntnisse über die anderen Zuckerersatzstoffe ist aus den Informationen über Xylit abgeleitet.

Um den ausgezeichneten Forschungsstand über Xylit deutlicher zu machen, werden drei interessante Forschungen kurz erläutert, die es im Kontext mit den anderen Zuckeralkoholen bei weitem nicht gibt:

- ▶ Xylit gegen Infektionsanfälligkeiten in der Nase
- ▶ Bessere Wundheilung durch Xylit
- ▶ Stärkung des Immunsystems

Insbesondere der erste Punkt ist relativ gut erforscht. Einerseits von finnischer Seite aus, andererseits durch Dr. Lon Jones, der als Arzt in Texas niedergelassen ist. Dieser testete Nasen-Sprays mit Xylit und stellte Verbesserungen bei Asthma, anderen allergischen Reaktionen wie Heuschnupfen und ebenso bei Mittelohrentzündungen fest. Die Wirkung gegen Mittelohrentzündungen – nicht zur Therapie bei bereits vorhandener Krankheit, sondern ausschließlich zur Prävention, um den Eintritt zu verhindern – ist auch von finnischer Seite aus bestätigt. Dies hängt damit zusammen, dass sich zahlreiche Infekte des Ohres und seiner Bestandteile aus Infekten im Nasen- sowie Mundbereich ergeben.

Dr. Randy Walcott hat Xylit an schlecht heilenden Wunden erprobt. Diese heilten durch den Einsatz von Xylit mit einer Wundheilungsrate von 77 Prozent um 12 Prozent besser als ohne das Zuckeralkohol. Allerdings wurde Xylit hier mit einem Immunstimulator kombiniert.

Bei der Stärkung des Immunsystems wurde beobachtet, dass Xylit allem Anschein nach die Aktivität der weißen Blutkörperchen fördert, wie sich im BMC Microbiology nachlesen lässt. Die weißen Blutkörperchen dienen u. a. der Bekämpfung von Bakterien.

Zusätzlich Wissenswertes rund um den Zuckerersatz Xylit

Insgesamt gibt es – je weiter es inhaltlich in die Tiefe geht – eine zunehmende Anzahl an Informationen und Eigenschaften zu entdecken, die mit Xylit in Verbindung zu setzen sind. Nun legt dieses Buch allerdings einen Fokus auf das praktische Abnehmen mit Xylit und nicht auf die Erkundung des Zuckeraustauschstoffs. Falls Sie sich weiterführend über die „Faszination Xylit" informieren möchten, dann seien Ihnen die folgenden Lektüren empfohlen:

- ▶ Xylit – der ideale Zucker (B.-N. Lindner)

- ▶ Xylit – das süße Wundermittel (M. Latroudakis)

- ▶ Handbuch Süßungsmittel (K. Rosenplenter & U. Nöhle)

Im Folgenden werden noch drei Fakten zu Xylit kompakt vorgestellt, die aus den vielen bisher vorhandenen Erkenntnissen herausstechen und unter Umständen für Sie wichtig werden könnten.

Hinweis #1: Tiere dürfen kein Xylit zu sich nehmen!

Grundsätzlich erscheint es abwegig, Tieren Zuckeraustauschstoffe zu verabreichen. Doch wer weiß schon, auf welche Gedanken Menschen kommen.

Damit es infolge solcher Ideen nicht zu schwerwiegenden Fehlern kommt, sei das kleine 1x1 des Xylit-Einsatzes bei Tieren erläutert: Den meisten Tieren fehlt ein Enzym zum Abbau von Birkenzucker in der Leber. Bereits eine Menge von fünf Gramm kann tödlich sein, weil eine hohe Insulinausschüttung bei gleichzeitig jedoch sinkendem Blutzuckerspiegel eintritt.

Sollte ein Tier dennoch Xylit zu sich genommen haben, ist schnelles Handeln erforderlich: Lösen Sie Zucker in Wasser auf und verabreichen Sie diese Lösung! Suchen Sie anschließend umgehend einen Tierarzt auf. Anzeichen dafür, dass ein Tier Xylit zu sich genommen hat, können Schwäche, Koordinationsprobleme sowie Krämpfe beim Tier sein.

Hinweis #2: Eigenes Zahnpulver mit Xylit anfertigen!

Sollten Sie Ihre Zahnpflege optimieren wollen, dann gibt es ein einfaches Mittel, mit dessen Hilfe Sie ein eigenes Zahnpulver mit Xylit als Inhaltsstoff anfertigen. Dieses verwenden Sie als Ergänzung zur Zahnpasta und den sonstigen Zahnpflegemitteln, die Sie nutzen. Beachten Sie dabei, dass Sie diese Mischung maximal drei Mal wöchentlich anwenden sollten, da ansonsten empfindliche Zähne angegriffen werden können. Es ist lediglich eine starke Reinigungsmethode, die nur bei gelegentlicher Anwendung für die Gesundheit einen Mehrwert erzielt. Das Rezept dazu lautet wie folgt (Lindner, 2013):

- ▶ 3 TL Xylit (fein): Erleichtert die Aufnahme von Kalzium, das die Zähne stärkt
- ▶ 1 TL Rügener Heilkreide: Verstärkt das basische Milieu, welches schonend für die Zähne ist
- ▶ 1 TL Natron: Wirkt basisch und zudem desinfizierend
- ▶ 1 TL Meersalz: Entzieht dem Gewebe Wasser

Tipp!

Noch einfacher – wenn auch nicht so effektiv wie das Zahnpulver – funktioniert die Mundpflege mit Xylit, indem ein Teelöffel Xylit nach einer Mahlzeit in den Mund genommen wird. Im Speichel löst es sich auf. Daraus resultiert eine Flüssigkeit, die Sie bis zu zwei Minuten langsam im Mund hin und her bewegen. Anschließend spucken Sie das Xylit aus und spülen nicht nach. Auch das trinken unterlassen Sie idealerweise für ungefähr eine halbe Stunde.

Hinweis #3: Xylit manchmal hilfreich bei Tinnitus!

Zugegebenermaßen klingt die Formulierung „manchmal hilfreich" nicht nach einem erwiesenen Mehrwert. Tatsache ist jedoch, dass Tinnitus verschiedene Ursachen haben kann. Xylit hilft lediglich bei einer Ursache. Nämlich dann, wenn der Tinnitus aus einer früheren unbehandelten und unzureichend ausgeheilten Mittelohrentzündung resultiert. Wie bereits eingehend geklärt, erweist sich die Reduktion der Entzündung im Ohr durch die direkte Verbindung mit dem Mundtrakt über die Eustachische Röhre als lindernd, was die Ohrgeräusche beseitigen kann.

Zusammenfassung: Und deswegen soll es Xylit sein!

Eine eingehende Betrachtung des Zuckeraustauschstoffs Xylit hat dessen Qualitäten deutlich untermauert. Dabei ist neben dem klar gewonnenen Vergleich mit Zucker allem voran die Überlegenheit gegenüber den restlichen Zuckeralkoholen in Puncto Forschungsstand anzuführen. Dementsprechend spricht die klare und vielfältige Studienlage für Xylit und erbringt eine Vielzahl an Nachweisen, die die anderen Zuckerersatzstoffe vermissen lassen. Mit positiven Auswirkungen auf die Mund- und Zahngesundheit sowie den Blutzuckerspiegel, die Präventionseigenschaften im Falle von Mittelohrentzündungen und den weiteren Potenzialen zur Bekämpfung von Infekten, bringt sich Xylit nicht nur für eine Diät, sondern als Bestandteil einer im Allgemeinen gesunden Ernährung beeindruckend stark in Stellung.

Einsatzbereiche für Xylit – Was bei einzelnen Personengruppen, in der Industrie sowie in der Küche möglich ist

Dieses Kapitel gibt Ihnen einen Kompaktüberblick über die Einsatzbereiche von Xylit. Dabei geht es – um den verschiedenen Schwerpunkten der Leser gerecht zu werden – auf einzelne Personengruppen und die Industrie ein und teilt dementsprechend die Einsatzbereiche ein. Des Weiteren erhalten Sie als Vorgeschmack auf das nächste Kapitel einen Überblick über die Perspektiven beim Einsatz in der Küche, die mit der Xylit-Nutzung einhergehen. Dieses Kapitel ist somit gleichbedeutend mit dem Einläuten der Praxisphase und markiert den Übergang zur Diät mit Xylit – vielseitig und gesundheitlich fördernd, wie sie ist!

Unterteilung nach Personen

Zunächst sei eine Entwarnung ausgesprochen: Ist der Konsument gesund, dann wird Xylit ihm nicht schaden. Vielmehr ist eine grundsätzliche Verbesserung des Gesundheitszustandes möglich. Im Folgenden lernen Sie Personengruppen kennen, die von der Nutzung Xylits potenziell besonders profitieren. Es ist zwar in allen Fällen eine kurze Angewöhnungsphase notwendig, in der es bei übermäßigem Konsum zu abführender Wirkung kommen kann. Doch darüber hinaus ist Xylit einwandfrei verwendbar.

Kinder & Jugendliche

Die jüngeren Generationen sind vom ersten Zahn an mit dem Konsum von Xylit gut beraten. Hier geht es neben der Prävention von Karies ebenso darum, der Entstehung von Mittelohrentzündungen entgegenzuwirken, die im Kindesalter keineswegs selten sind. Da bei besonders kleinen Kindern die Gabe von Bonbons oder Kaugummis die Gefahr der Aspiration – also, sich zu verschlucken – birgt, ist angeraten, eine Xylitlösung in geringen Mengen über die aufkommenden Zähne zu streichen. Ab einem gewissen Alter und im Beisein von Eltern dürfen die ersten kleinen Pastillen und Kaugummis zum Einsatz kommen.

Auch mit fortschreitendem Alter ist der Einsatz von Xylit angebracht. So sorgen beispielsweise umfangreichere Xylit-Programme dafür, dass die ersten bleibenden Zähne bereits von Beginn an gestärkt und gepflegt werden.

Ab dem Teenager-Alter, wo schließlich mit den Weisheitszähnen auch die letzten Zähne durchbrechen, gelten die gleichen Empfehlungen zur Dosierung wie bei Erwachsenen, wenn die Kariesvorbeugung im Vordergrund steht: 15 Gramm täglich. Selbstverständlich ist eine darüber hinausgehende Menge im Rahmen von Rezepten erlaubt.

Personen mit Erkrankungen

Die Liste an potenziellen Erkrankungen ist groß:

- Zahnerkrankungen

- Diabetes

- Körperliche Behinderungen

- Sodbrennen

Nun haben wird die positive Wirkung auf die Zähne eingehend behandelt, sodass es keinerlei weiterer Ausführungen bedarf. Aufgrund des niedrigen glykämischen Indizes erweist sich Xylit bei Diabetikern als Zuckeraustauschstoff mit denkbar positiven Wirkungen. Nun mag der Aspekt der körperlichen Behinderungen verwirrend klingen, hat Xylit doch kein Wunder-Potenzial, um beispielsweise Personen aus dem Rollstuhl zu helfen. Es geht bei Xylit vielmehr um die Hilfe in anderen Bereichen. Beispielsweise sorgt der Zuckeraustauschstoff bei Personen mit körperlichen Behinderungen dafür, dass die aufgrund mangelnder Motorik erschwerte Zahnpflege qualitativ hochwertiger ausfällt. Des Weiteren verhindert der Zuckeraustauschstoff die Gewichtszunahme körperlich eingeschränkter Personen, die aufgrund ihrer gesundheitlichen Verfassung einen bei Weitem geringeren Kalorienverbrauch aufweisen. Was Sodbrennen angeht, so verhindert Xylit diese Erkrankung nicht, aber sorgt dafür, dass sich die negativen Auswirkungen der aufkommenden Säure auf die Zähne reduzieren.

Sportler

Sportler sind so sehr wie kaum eine andere Personengruppe der Verpflichtung zu einer disziplinierten Ernährung unterworfen. Dennoch passiert es insbesondere im Rahmen isotonischer Getränke, dass Zucker und Säurebildner im Körper die

Stoffwechselabläufe belasten und überflüssige Kalorien mit sich bringen. Xylit sorgt bei Einnahme isotonischer Getränke für einen Ausgleich des pH-Wertes sowie für eine Säurenregulation. Im Rahmen von Desserts und Speisen als Süßungsmittel angewendet, liefert Xylit Sportlern sogar die Möglichkeit, eiserne Disziplin bei der Ernährung zusammen mit dem Genuss süßer Speisen in Einklang zu bringen.

Hinweis!

Professor Kauko K. Mäkinen verfasste in seinem Buch *„Der Einsatz von Xylit in der Kariesprophylaxe"* ein Xylit-Programm für gesunde Erwachsene, welches im Idealfall ab dem Jugendalter bereits in die Tat umgesetzt wird. So steht bis ins hohe Alter in Aussicht, die eigenen Zähne möglichst lange zu behalten und sich kostspielige Operationen zu ersparen:

▶ Tägliche Einnahme kleinerer Mengen von Xylit
▶ Verwendung zuckerfreier und mit Xylit (im Idealfall zu 100 %) gesüßter Produkte
▶ Mindestens täglich dreifacher Einsatz von Xylit; optimal: fünffacher täglicher Einsatz
▶ Sofortiger Konsum von Xylit nach der Einnahme zucker- und stärkehaltiger Produkte
▶ Als Prophylaxe zusätzlich vor den Mahlzeiten anwendbar

Wer darf kein Xylit zu sich nehmen?

Menschen mit Erkrankungen des Verdauungstraktes sollten sich stets mit einem Arzt in Verbindung setzen, ehe sie Xylit einnehmen. Außerdem ist die Rücksprache mit dem Arzt im Falle vorliegender Unverträglichkeiten oder Allergien nahezulegen.

Unterteilung nach industriellem Einsatz

Die industriellen Einsatzbereiche lassen sich auf zwei Weisen unterteilen: Zum einen die verschiedenen Xylit-Produkte, zum anderen gibt es die Nutzung als Zusatzstoff, um eine bestimmte Wirkung bei den Lebensmitteln zu erreichen (z. B. längere Haltbarkeit, mehr Stabilität).

Xylit-Produkte

Auf der einen Seite haben wir die Produkte, die Xylit enthalten. Dabei handelt es sich beispielsweise um Kaugummis, die Xylit in der Regel als einen der Hauptstoffe aufweisen.

Hier ist besonders vorteilhaft, dass durch den Speichel auch die schlecht zugänglichen Stellen im Rahmen einer Zahnsäuberung mit Xylit durchgespült werden. Ähnlich verhält es sich bei Bonbons, Pastillen und Lutschern, sofern sie langsam im Mund zergehen und nicht zerkaut und heruntergeschluckt werden. Doch naheliegenderweise eignen sich solche Produkte nur bedingt, um als Zuckerersatzstoff in Lebensmitteln eingesetzt zu werden, zumal sie meistens durch zusätzliche Aromen verursachte Eigengeschmäcker enthalten.

An dieser Stelle rückt das Xylit-Pulver als Alternative und der Inbegriff für Zuckerersatz ins Blickfeld. Denn mit Hilfe von Xylit-Pulver lassen sich eigene Kuchen, Torten, Brownies, Saucen und viele weitere Desserts bzw. Speisen erstellen. Mit dem Pulver werden Sie, da dieses für Sie im Rahmen der Verwendung innerhalb der genannten Rezepte eine wichtige Rolle einnehmen wird, reichlich in Berührung kommen.

Die Industrie hat mitgedacht und bereits viele fertige Produkte und Desserts mit Xylit anstelle von Zucker auf den Markt gebracht. Dabei handelt es sich beispielsweise um Schokoladen, Pralinen, Senf, Ketchup, Gelierzucker, Cremes und Aufstriche.

Neben diesen süßen Produkten als Alternative zum Zucker setzt die Industrie Xylit vermehrt als Pflegemittel ein. In diesem Bereich ist der Einsatz in Produkten für Zahnpflege sowie speziellen Nasensprays gegeben. Dabei haben die Xylit-Nasensprays den Vorzug, im Gegensatz zu den herkömmlichen und verschreibungspflichtigen Nasensprays frei von Risiken zu sein. Stattdessen eignen sie sich für eine regelmäßige und dauerhafte Einnahme, im Rahmen derer sie die Bakterienanzahl verringern und die natürlichen Reinigungsfunktionen in der Nase anregen.

Zusatzstoff in Lebensmitteln

Zusatzstoffe werden in Lebensmitteln aus verschiedenen Gründen verwendet. So sollen sie Lebensmittel entweder haltbar machen oder aber als Füllstoff das Volumen zu günstigen Konditionen verbessern. Im Folgenden finden Sie eine Auflistung über die verschiedenen Mehrwerte für die Industrie durch den Einsatz von Lebensmittelzusatzstoffen:

- ▶ Komplexbildner

- ▶ Trägerstoffe

- ▶ Feuchthaltemittel

- ▶ Stabilisatoren

- ▶ Geschmacksverstärker

- ▶ Füllstoffe

- ▶ Verdickungsmittel

Tatsächlich eignet sich Xylit für einige dieser Verwendungszwecke, doch nimmt die Industrie Abstand davon, Xylit außerhalb seiner Nutzung als Süßungsmittel in Anspruch zu nehmen. Grund dafür ist der starke Eigengeschmack des Xylits, der es für die meisten Fertigprodukte ungeeignet macht. Stattdessen beschränkt sich der Einsatz in der Industrie auf die bereits erwähnten Produkte mit Xylit-Gehalt sowie das reine Xylit-Pulver.

Die Spielräume in der Küche

Zwar wird dieser Punkt im nächsten Kapitel ausführlich behandelt, doch da es auch in diesem Kapitel um die Einsatzbereiche Xylits geht, soll bereits jetzt ein erster Überblick über die Inhalte des nächsten Kapitels erfolgen.

Was ist mit Xylit möglich?

Da die Süßkraft von Xylit nahezu mit der des Zuckers vergleichbar ist, bleibt Ihnen im Praxiseinsatz zunächst das Umrechnen erspart. Doch die Süßkraft ist neben den chemischen Eigenschaften nur ein kleiner Teil des komplexen und bewundernswerten Gesamtkonstrukts Xylit. Ein Blick auf die weiteren Eigenschaften zeigt viele Spielräume für den Einsatz in der Praxis:

- ▶ Süßen gebackener und gekochter Gerichte

- ▶ Backen süßer Torten und Kuchen

- ▶ Süßen von Eis und Likören

Einfrieren und Lagern im Gefrierschrank ist auf lange Sicht ohne Veränderungen im Hinblick auf Konsistenz und Geschmack möglich.

Grundsätzlich lässt sich im Rahmen der meisten Rezepte der Zucker eins zu eins durch Xylit substituieren. Das Problem bei vielen Rezepten ist allerdings, dass diese neben dem Zucker weitere für die Gesundheit und die Kalorienbilanz ungünstige Zutaten enthalten. Aus diesem Grund ist es vorzuziehen, spezielle Xylit-Rezepte zu verwenden, die unter ernährungsphysiologischen Gesichtspunkten wohl überlegt konzipiert sind. Hiervon werden Sie zehn Stück im Rahmen dieses Buches kennenlernen. Ansonsten wartet auf Sie im Kochbuch eine erlesene Auswahl gesundheitlich vorteilhafter Rezepte, die sich im Rahmen einer Diät mit Xylit einsetzen lassen.

Wo offenbart Xylit Grenzen?

Problematisch wird es mit dem Xylit-Einsatz bei der Herstellung von Hefeteig. Grund dafür ist – was sich anhand der Prävention gegen Karies mehrmals veranschaulichte – dass Xylit von Bakterien nicht abgebaut werden kann. So geht Hefeteig nicht auf.

Zusammenfassung: Der Zuckeraustauschstoff mit der besonderen Note – Zwischen Zutat und Arznei

Dieses Kapitel dürfte nun deutlich gemacht haben, dass es sich bei Xylit um weitaus mehr als eine bloße Zutat bzw. einen Zuckeraustauschstoff handelt. Allein die verfügbaren Nasensprays demonstrieren eindrucksvoll, dass Wissenschaft und Industrie Xylit immer mehr den Weg zu einem Allrounder bahnen – einem Allrounder, der die verschiedensten Zwecke adäquat erfüllt und sogar die menschliche Gesundheit umfangreich fördert. Da die Forschung rund um Xylit so ausgeprägt ist wie bei wohl kaum einem anderen Zuckerersatzstoff, ist davon auszugehen, dass Xylit in Zukunft immer öfter in den Ladenregalen zu finden sein wird. Doch bis das geschieht und das Produkt absolut massenwirksam wird, obliegt es Ihrer Verantwortung, aus Xylit Nutzen zu ziehen. Dieser liegt neben dem Kauf verschiedener vorgefertigter Produkte in dem interessanten und aufregenden eigenen Einsatz in der Küche.

Praktischer Einsatz von Xylit in der Küche

Dieses Kapitel zeigt Ihnen auf, was mit Xylit in der Küche möglich ist und an welchen Stellen Hindernisse auftauchen. Dabei werden Ihnen zu den Hindernissen allerdings die passenden Lösungen mit auf den Weg gegeben, sodass letzten Endes das Ergebnis ein hundertprozentiger Ersatz für Zucker sein wird. Hundertprozentiger Ersatz für Zucker? Das soll möglich sein? Allerdings!

Wo ist Xylit erhältlich?

Beginnen wir mit der absoluten Grundlage, nämlich dem Kauf von Xylit. Grundsätzlich ist die komfortabelste und preiswerteste Art, Xylit zu erwerben, im Internet gegeben. Dies ist komfortabel und preiswert, weil…

- ▶ …im Vergleich zum Supermarkt bzw. Laden ein wesentlich größeres Sortiment vorhanden ist.

- ▶ …die Preise sich unter der Auswahl der vielen Produkte vergleichen lassen.

- ▶ …durch die große Auswahl zugleich die größten Qualitätsaussichten bestehen.

- ▶ …die Produkte in beliebiger Menge entspannt zu Ihnen nach Hause geliefert werden.

- ▶ …im Internet die Verfügbarkeit von Sonderangeboten und besten Konditionen enorm ist.

Aber auch hier hat der Gang zum Supermarkt oder Reformhaus das gewisse Etwas, das sich nicht leugnen lässt: Durch den Spaziergang kommen Sie an die frische Luft, fördern durch die Bewegung das Abnehmen und haben unter Umständen beste Gesellschaft sowie einen attraktiven Zeitvertreib. Mit dieser Ausführung soll darauf hingewiesen sein, dass eben sogar solche Kleinigkeiten das Abnehmen prägen. Letzten Endes aber obliegt die Aufmerksamkeit dem Protagonisten dieses Buches, also Xylit, und rundet die Beschaffung – ob im Reformhaus, Bio-Markt oder Internet – mit folgenden wichtigen Merkmalen beim Kauf ab:

- ▶ 100 Prozent pflanzliche Herkunft

- ▶ Frei von Gentechnik

▶ Frei von chemischen Zusatzstoffen

Sollte das jeweilige Produkt diese Kaufkriterien erfüllen, dann treffen Sie die richtige Entscheidung und sichern sich eine hochwertige Qualität. Selbstverständlich werden auch Produkte, die aus diesem Raster herausfallen, ihren Sinn und Zweck erfüllen: Kalorienreduktion, keine Auswirkungen auf den Blutzuckerspiegel sowie wirkungsvolle Zahnhygiene. Doch je höher die Qualität, desto größer sind die Mehrwerte. Scheuen Sie sich also nicht, hier und da ein paar Euros mehr in die Hand zu nehmen, um eine Wahl zu treffen, die sich im Nachhinein auch langfristig bezahlt macht. Übrigens ist dies ein großer Kritikpunkt, wie Sie bereits im einleitenden Kapitel zum Zuckeraustauschstoff Xylit erfahren durften: Es heißt, der Preis sei zu hoch. Doch an dieser Stelle darf vermerkt werden, dass Xylit in der Regel in geringen Mengen eingesetzt wird und – dies ist das wohl Wichtigste – einen gesundheitlichen Mehrwert bietet. Dementsprechend relativieren sich die Kosten. Grundsätzlich steht der Anschaffung von Xylit aufgrund der hohen Verfügbarkeit und des guten Preis-/Leistungsverhältnisses somit nichts im Wege. Haben Sie das Produkt Ihrer Wahl schließlich vor Ort, können Sie direkt anfangen.

Hinweis!

Sollten Sie lokal Xylit kaufen wollen, dann suchen Sie gezielt nach Bio-Läden, Reformhäusern oder Drogeriemärkten wie Rossmann und dm. Hier sind üblicherweise immer hochwertige Produkte erhältlich. Im Gegensatz dazu kann der Gang zum Supermarkt schnell zur Enttäuschung werden, da hier die Zuckerersatzstoffe nur selten Teil der Sortimente sind.

Allgemeine Hinweise zur Anwendung

Als besonders vorteilhaft in der Küche erweist sich, dass Xylit mit einer Süßkraft, die mit der des Zuckers nahezu gleichzusetzen ist, keinerlei Umrechnungen erfordert. Somit ist rein theoretisch die Möglichkeit gegeben, bei jedem Rezept mit Zucker, welches Ihnen bekannt ist oder Sie entdecken, Xylit als Zuckerersatz zu verwenden. Bei anderen Zuckerersatzstoffen ist dies nicht der Fall, erfordert doch Erythrit beispielsweise die Umrechnung mit dem Faktor 0,7. Also lässt sich bereits jetzt konstatieren, dass Xylit einen gewissen Komfort liefert. Doch im Rahmen welcher Aktivitäten schlägt sich dieser Komfort nieder?

Xylit beim Kochen und Backen

Der hauptsächliche Einsatz von Xylit wird im Rahmen des Kochens und Backens erfolgen. Dabei ermöglicht Xylit eine Bandbreite verschiedenster Speisen:

- ▶ Kuchen
- ▶ Torten
- ▶ Brownies
- ▶ Kekse
- ▶ Muffins
- ▶ Brötchen
- ▶ Marmeladen

Es treten nahezu keinerlei Einbußen im Vergleich zum Einsatz von Zucker auf. Lediglich die Erstellung von Hefeteigen wird kompliziert. Da Xylit die Wirkung der Hefebakterien hemmt, sind hier kreativere Lösungen gefragt. Einzelne Aussagen im Internet wiederum widersprechen dieser Ansicht und behaupten, es dauere lediglich länger, bis die Gehzeit ausreichend Ertrag bringen würde. Was sich definitiv bewährt hat, ist der Zusatz einiger Esslöffel Zucker zum Hefeteig. Somit wäre die Kombination von Xylit mit Zucker bei Hefeteig eine Lösung, was allerdings den gesundheitlichen und kalorischen Vorteil Xylits reduzieren würde. Hier müssen Sie selbst entscheiden:

1. Versuchen Sie es beim Hefeteig mit längerer Gehzeit.
2. Geben Sie Zucker zum Xylit hinzu.
3. Verzichten Sie auf den Hefeteig und versuchen Sie sich an der sonstigen Rezept-Vielfalt, die existiert und nur auf Sie wartet!

Im Sinne Ihrer Gesundheit sind die erste und dritte Lösung anzuraten. Sollte es sich um eine Ausnahme handeln, dann sei Ihnen allerdings in Einzelfällen die zweite Option des Hefeteigs mit einer Xylit-Zucker-Kombination gegönnt.

Auf der Suche nach weiteren Abweichungen im Vergleich zur Arbeit mit Zucker stellen wir bei Xylit keine mehr fest. Stattdessen lässt sich die im Vergleich zu vielen weiteren Zuckerersatzstoffen herausstechende Qualität anführen, dass Xylit nicht kristallisiert.

Damit ist gemeint, dass der Stoff nicht in seine Ausgangsform zurückkehrt. Dadurch stellt Xylit beispielsweise allem voran bei der Erstellung von Marmeladen und Aufstrichen eine optimale Lösung dar. Bei Xylit behalten die Marmeladen ihre Konsistenz, was beim Erythrit als Alternative beispielsweise nicht der Fall ist.

Xylit im Rahmen kalter Anfertigungen

Unter die kalten Anfertigungen fallen beispielsweise:

▶ Eis

▶ Getränke

▶ Pudding

Durch die gute Löslichkeit in Wasser bedingt, erschließen sich mit Xylit auch hier nahezu unbegrenzte Möglichkeiten. Zudem macht sich der Vorteil des Nicht-Auskristallisierens bemerkbar, der eine optimale Anwendung für Getränke erlaubt. Aber Achtung: Insbesondere Getränke werden in hohen Mengen konsumiert, da sie durch eine leichte Aufnahme charakterisiert sind. Hier kann es schnell zu einer Überdosierung kommen, die mit einer abführenden Wirkung einhergeht. Achten Sie daher anfangs auf eine Aufnahmemenge von maximal 15 Gramm Xylit pro Tag. Darüber hinaus können Sie nach einer Umgewöhnungsphase, die ungefähr vier bis fünf Wochen Zeit in Anspruch nimmt, höhere Mengen von bis zu 200 Gramm täglich konsumieren.

> **Hinweis!**
>
> Einen Sonderfall stellen alkoholische Getränke dar. Vom Süßen alkoholischer Getränke mit Xylit ist abzuraten, da die meisten Cocktails von ihrem charakteristischen Eigengeschmack leben. Entzieht man den Zucker, so „raubt man den betroffenen Cocktails die Seele". Was nun deplaziert klingen mag, meint dabei einen durchaus ernsten Sachverhalt: Das Trinken ist ein gesellschaftlicher Akt, der einen erlebnisreichen Abend unter Männern bzw. Frauen oder bunt gemixt ermöglichen soll. Es ist ratsam, sich – sofern solche Abende selten stattfinden – den Genuss nicht entgehen zu lassen und die Cocktails unverfälscht zu genießen. Einen Abend befreit aufleben, daraufhin 50 Tage lang konsequent mit Xylit abnehmen. So könnte eine brauchbare Devise lauten.

Probleme und Fragen, die beim Einsatz von Xylit aufkommen

Bevor Sie nun auf die Praxis angesetzt werden und langsam aber sicher, mit dem Xylit-Einsatz loslegen, werden ein paar Fragen vorweggenommen, die sich bei Ihnen während des Einsatzes auftun können. Somit erfüllt dieses Buch eine weitere seiner Pflichten, nämlich die des Konfliktmanagements; wobei erwähnt sei, dass es zu Konflikten nicht kommen kann, sofern Sie sich an die Empfehlungen und Regeln halten, die Sie in diesem Buch erfahren haben. Allerdings können Fragezeichen auftreten, die idealerweise im Rahmen

Die Zähne sind durch Xylit plötzlich rauer! Nehmen sie etwa Schaden? Nein!

Es ist durchaus möglich, dass durch den Xylit-Konsum Ihre Zähne „rauer" werden. Dies ist jedoch nicht den Veränderungen der Zahnstruktur geschuldet, sondern der positiven Tatsache, dass Xylit bakterielle Beläge auflöst. Diese bleiben vereinzelt zurück und hinterlassen das raue Gefühl auf den Zähnen. Beheben lässt sich dies eventuell durch Zähneputzen oder Mundspülungen. Ansonsten verschwindet es nach einiger Zeit von selbst.

Was passiert, wenn die Zunge beim Konsum von Xylit brennt?

Beim Brennen der Zunge handelt es sich um eine Erscheinung, die – wenn überhaupt – im Zusammenhang mit Xylit-Mundspülungen auftreten kann. Sollten Sie also häufiger Xylit gezielt zur Mundhygiene verwenden, kann es zum Brennen auf der Zunge kommen. Dieses wird allerdings nicht dem Xylit geschuldet sein, sondern einer anderen Ursache, die durch Xylit eher zutage tritt:

▶ Vitaminmangel

▶ Pilze

▶ Mangel an Eisen

Was es auch immer ist: In einem solchen Fall sollten Sie zum Hausarzt gehen, der Ihnen entweder helfen oder Sie zu einem spezialisierteren Arzt schicken wird. Bis dahin reduzieren Sie die Dosen an Xylit in den Mundspülungen, um das unangenehme Brennen auf der Zungenspitze zu reduzieren.

Was tun gegen den kühlenden Nachgeschmack?

Eine Überraschung, falls Sie Xylit noch nicht verköstigt haben oder es Ihnen bei der Verköstigung nicht aufgefallen sein sollte: Xylit hat einen Eigengeschmack, der von dem des Zuckers abweicht und sich durch einen leicht kühlenden Nacheffekt auszeichnet. Dieser wird jedoch weitestgehend als nicht negativ aufgefasst, wenn es nach dem Großteil der Erfahrungsberichte und Quellen im Internet sowie in der Außenwelt geht. Möglicherweise werden Sie sich daran gewöhnen müssen, aber mit der Zeit wird Ihnen der Ersatz des Zuckers durch Xylit kaum auffallen. Zudem sei erwähnt: Der Eigengeschmack von Xylit eröffnet plötzlich vollkommen neue Perspektiven! Sie können im Prinzip jedes Rezept, welches Sie bereits kennen, durch den Einsatz von Xylit neu erfinden und zu einer einzigartigen Erfahrung machen. Sollten Sie wirklich auf reines Xylit setzen und die Kombination mit den chemisch produzierten Süßstoffen vermeiden wollen, dann gibt es keine Möglichkeit, den kühlenden Nachgeschmack zu beseitigen.

Wussten Sie schon?

Bis heute wurde kein Stoff gefunden, weder in der Natur noch auf chemischem und somit künstlichem Wege, der Zucker geschmacklich eins zu eins ersetzt. Dementsprechend müssen Sie sich bei jedweder Art von Alternative zum Zucker auf eine Geschmacksveränderung einstellen. Doch wer das Positive sieht, der wird mit einer neuen Geschmacksvielfalt belohnt und nur Mehrwert daraus schöpfen!

Fazit: Wenig Umstellung, viel Ertrag!

In Relation zu den geringen Abweichungen im Vergleich zum Zucker, bietet Xylit Ihnen eine Menge Ertrag und Bereicherung. Lassen Sie sich auf das in der Praxis einfache Experiment „Abnehmen mit Xylit" ein, so werden Sie absoluter Nutznießer dieses unkomplizierten Zuckerersatzstoffes sein. Achten Sie idealerweise bei der Anschaffung auf reinstes Xylit ohne irgendwelche Zusatzstoffe und angewandte Gentechnik, dann erlangen Sie die höchste Produktqualität. Die Gerichte, die schließlich aus der Xylit-Diät resultieren, werden neben Ihnen auch den Großteil Ihrer Gäste verzaubern, die bei Ihnen in den Genuss leckerer Speisen kommen werden.

Der Start in die Diät ohne Zucker

Die bisherigen Artikel haben dem theoretischen Wissensaufbau gedient, indem Sie gelernt haben, was Zucker ist, wieso er zu meiden ist, welche Alternativen es gibt und wieso sich Xylit empfiehlt. Anschließend spezialisierten wir uns in der Theorie auf Xylit, wobei bereits erste Praxisbezüge aufkamen, wie z. B. die Einsatzbereiche für den Zuckeraustauschstoff sowie die Information über Läden, in denen es Xylit zu kaufen gibt. Somit wurden Sie optimal auf die Praxis vorbereitet, die nun in den letzten zwei Kapiteln des Buches erläutert wird. Speziell in diesem Kapitel erhalten Sie einen Einblick darin, wie Sie Xylit in einen Diätplan integrieren und vor allem, mit welchen Diät- und Ernährungsformen Sie den Stoff kombinieren können.

Die Basics: Elementare Regeln einer jeden Diät

Eine bestimmte Ernährungsform wird nicht automatisch durch das Weglassen von Zucker zur Diät. Anstelle dessen ist es notwendig, bestimmte Grundregeln zu beachten. Diese Regeln erfordern ein bisschen Rechenverstand und Lebensmittelkenntnisse. Glücklicherweise handelt es sich dabei um sehr grundlegende Abläufe, sodass diese schnell erklärt sind und Sie in die Diät starten können. Fangen wir deswegen ohne Umschweife mit dem Wichtigsten an.

Kaloriendefizit als Must-Have einer Diät

Eine Kalorie – korrekt gesprochen nennt man es Kilokalorie; im englischen Sprachraum ist von Joule und Kilojoule die Rede – ist eine Maßeinheit für die Energie, die unserem Körper zur Verfügung gestellt wird und die er verbraucht. Deshalb ist klar:

- ▶ Mehr essen, als man verbraucht, hat eine Gewichtszunahme zur Folge.

- ▶ Halten sich Kalorienzufuhr und -verbrennung die Waage, so wird das Gewicht gehalten.

- ▶ Ist die Kalorieneinnahme geringer als der Verbrauch, so kommt es zur Gewichtsreduktion.

Letzteres ist das Ziel: Relativ einleuchtend ist, dass der Körper bei einem höheren Kalorienverbrauch als der Einnahme die vorhandenen Reserven mobilisieren muss.

Dies sind nach dem Verbrauch der eingespeicherten Kohlenhydrate in den Muskeln und der Leber die Fettdepots.

Doch wie erfahren Sie, wie viel Sie verbrennen und wie hoch dementsprechend die Kalorieneinnahme sein muss, um abzunehmen?

Komponente Nr. 1: Der Grundumsatz

Dazu die folgende Rechenarbeit: Zunächst berechnen Sie den Grundumsatz, den Ihr Körper aufweist. Dies ist die Menge an Kalorien, die der Körper bei völliger Ruhe im unbekleideten Zustand, zwölf Stunden nach der letzten Nahrungseinnahme und bei konstanter Außentemperatur von 20 bis 28°C verbraucht, um die Grundfunktionen des Lebens aufrechtzuerhalten. Dazu multiplizieren Sie Ihr Körpergewicht in Kilogramm mit 24 Kalorien. Sollten Sie 100 Kilogramm wiegen, würden dementsprechend 2.400 Kalorien täglicher Grundumsatz das Resultat sein. Denn: 100 Kilogramm x 24 Kalorien/Kilogramm = 2.400 Kalorien!

Komponente Nr. 2: Der Leistungsumsatz

So weit, so gut. Aber Sie üben im Laufe des Tages Aktivitäten aus, die wiederum zusätzliche Energie in Anspruch nehmen. Selbst bei anscheinend völliger Tatenlosigkeit verbrauchen Sie Energie:

▶ In besonders warmer und besonders kühler Umgebung braucht der Körper Energie, um die eigene Temperatur aufrechtzuerhalten.

▶ Ihr Stoffwechsel samt Verdauung nimmt Energie in Anspruch.

▶ Sie benötigen Energie für geistige Aktivitäten – allem voran das Denken beansprucht viel Leistung, da das Gehirn als zentrale Steuereinheit des Körpers ein regelrechter Kalorienfresser ist.

Alles, was über den Grundumsatz hinausgeht, wird als Leistungsumsatz bezeichnet. Für dessen Berechnung gibt es mehrere Verfahren. Das folgende ist das Einfachste:

Aktivitätslevel	▶ Beispiele für Aktivitäten	Pauschaler Kaloriensatz
Leicht	▶ Bürojob ▶ Nur das Nötigste ▶ „Couchpotato"	1/3 des Grundumsatzes

Mittelschwer	▶ Bürojob mit gelegentlichem Gehen ▶ Häufige Erledigungen im Alltag ▶ Minimale sportliche Betätigungen	2/3 des Grundumsatzes
Schwerstarbeit	▶ Körperlich betonte Arbeit, zum Beispiel im Lager und auf dem Bau ▶ Hohes sportliches Pensum ▶ Servicekräfte und Kellner	3/3 des Grundumsatzes

Gehen wir also von unserer Person mit einem Grundumsatz von 2.400 Kalorien aus, dann ergibt sich für mittelschwere Arbeit ein Leistungsumsatz von 1.600 Kalorien, was bereits sehr hoch ist. In jedem Fall eignet sich diese Herangehensweise zur Bestimmung des Grundumsatzes, um auf einfache Weise ungefähre Anhaltspunkte zu erlangen.

> **Hinweis!**
>
> Eine exakte Bestimmung des Leistungsumsatzes ist nicht möglich, da jeder Tag variiert und sich durch zumindest minimal veränderte Abläufe gegenüber dem jeweiligen Vortag auszeichnet. Aus diesem Grund dient die vorgestellte Methode zur Berechnung des Leistungsumsatzes nur als erster Anhaltspunkt. Alles Weitere wird durch wöchentliches Wiegen und das Versuch-&-Irrtum-Prinzip erprobt.

Komponente Nr. 3: Der Gesamtumsatz

Beim Gesamtumsatz müssen Sie lediglich den Grundumsatz und den Leistungsumsatz durch Addition zusammenrechnen. Dies hat für unser Rechenbeispiel mit der 100 Kilogramm schweren Person, die täglich ungefähr mittelschwere Arbeit verrichtet, insgesamt einen Gesamtumsatz von 4.000 Kalorien zur Folge. Denn: 2.400 Kalorien + 1.600 Kalorien = 4.000 Kalorien.

Lassen Sie sich allerdings von dieser Zahl nicht blenden. Selten haben Personen einen so hohen täglichen Kalorienbedarf. Dies trifft größtenteils auf sehr aktive Sportler zu. In unserem Rechenbeispiel ist es lediglich zu einer so hohen Kalorienausbeute gekommen, weil der Einfachheit halber zur Berechnung ein Ausgangsgewicht von 100 Kilogramm angenommen wurde. Der durchschnittliche tägliche Kalorienbedarf für einen Erwachsenen wird – übrigens auch auf Lebensmittelverpackungen häufig – mit 1.900 bis 2.000 Kalorien pauschal angegeben.

Wussten Sie schon?

Frauen haben bei gleichem Körpergewicht durchschnittlich einen geringeren Kalorienbedarf als Männer. Dies liegt daran, dass Männer hormonell bedingt einen höheren Muskelanteil zu verzeichnen haben. An dieser Stelle gilt es nun zu wissen, dass Muskeln zusätzlich Kalorien verbrennen und somit den Grundumsatz steigern. Also ist Training, welches zum Muskelaufbau führt, eine sehr gute Möglichkeit, die Diät durch eine Steigerung des Grundumsatzes zu beschleunigen.

Wie hoch muss nun das Kaloriendefizit bei einer Diät sein?

Nun – nach der ganzen Rechenarbeit – fehlt als letzter Bestandteil nur noch die Bestimmung, wie hoch das Kaloriendefizit ausfallen soll. Da pauschale Angaben schwer sind und der errechnete Gesamtumsatz keine Garantie für eine Richtigkeit hat, ist an dieser Stelle meistens ein Herantasten notwendig. Gehen Sie deswegen wie folgt vor:

1. Sollten Sie bis zu 2.500 Kalorien täglich benötigen, dann starten Sie mit einem Defizit von 500 Kalorien. Nehmen Sie also 500 Kalorien weniger zu sich als verbraucht werden. Höhere Defizite beinhalten die Gefahr einer Mangelernährung. Benötigen Sie hingegen über 2.500 Kalorien täglich, dann starten Sie mit einem Defizit von 1.000 Kalorien. Aufgrund der nach wie vor hohen Kalorienmenge ist eine Mangelernährung ausgeschlossen.
2. Wiegen Sie sich nach einer Woche: Wenn Sie knapp 1 Kilogramm abgenommen haben, dann machen Sie alles richtig. Sollten Sie jedoch kaum oder gar nicht abgenommen haben, müssen Sie das Kaloriendefizit steigern.
3. Vergessen Sie nicht, Ihren Kalorienbedarf nach jeder Woche neu zu errechnen. Sollten Sie drei Kilogramm abgenommen haben, ist Ihr Grundumsatz nämlich geringer.

Fazit: Leichteste Rechenarbeit und regelmäßiges Wiegen als Kontrollfaktoren

Eine gelungene Diät erfordert immer – egal, ob durch zuckerreduzierte Ernährung oder mit Detlev D! Soost bei I-make-you-sexy.com – ein Kaloriendefizit. Was nun nach viel Rechenarbeit aussehen mag, ist es keineswegs. Es sind lediglich drei Rechenvorgänge mit Operatoren (Addition, Division & Multiplikation), die bereits zu Grundschulzeiten erlernt werden. Sobald Sie diese Rechenvorgänge durchgeführt haben, legen Sie das Defizit fest, mit dem Sie arbeiten möchten, wobei zwischen 500 und 1.000 Kalorien tägliches Defizit angemessen sind. Sie wiegen sich zu Beginn und nach einer Woche.

Nicht zwischendurch, da Schwankungen auftauchen können. Beachten Sie zudem, dass Sie sich idealerweise immer morgens auf nüchternen Magen wiegen!

Die Lebensmittelauswahl: Warum nicht jede Diät gesund ist.

Das Kaloriendefizit allein ist allerdings nur die halbe Miete. Die Auswahl der Lebensmittel hat im Rahmen einer Diät ebenfalls eine enorme Bedeutung. Mit Sicherheit wäre auch eine Diät möglich, die nur auf McDonald's-Ernährung basiert. Doch spätestens der Film „Supersize Me" (2002) von und mit Morgan Spurlock in der Hauptrolle dürfte gezeigt haben, welch fatale Folgen die Auswahl der falschen Lebensmittel hat. Zwar war sein Ziel keine Diät, sondern vielmehr eine einmonatige Fressorgie, doch drang im Film durch, wozu es bei einer einseitigen Ernährung mit falscher Lebensmittelauswahl – ob Diät oder Fressorgie – kommen kann:

- ▶ Vitaminmangel

- ▶ Schädigungen der Gefäße mit Folge von Herz-/Kreislauferkrankungen

- ▶ Niedergeschlagenheit & Depressionen

Der Film stellt zwar ein Extrembeispiel dar, welches allem voran zu damaliger Zeit weltweit Aufsehen erregte und die Fast-Food-Ketten unter Druck setzte, jedoch illustriert er, dass Ernährung Abwechslung und Vielfalt auf Basis gesunder Lebensmittel bedarf!

Doch was sind gesunde Lebensmittel?

Die Antwort darauf ist kaum allgemeingültig und einheitlich zu geben. Aber es lassen sich dafür mehrere Lebensmittel klar ausschließen:

- ▶ Lebensmittel mit hohem Zuckergehalt: Dies ist für Sie zum Glück kein Thema, da Sie eine zuckerreduzierte Diät durchführen werden. Zudem erwartet Sie im kostenlosen Bonusmaterial – passend zu diesem Buch – eine umfangreiche Aufklärung über Zuckerfallen.

- ▶ Gehärtete und industriell verarbeitete Fette: Hier ergibt sich das Problem, dass die Fette einen sehr hohen Schmelzpunkt haben und sich im Körper deswegen vermehrt in den Gefäßwänden ansiedeln. Dies erhöht das Risiko lebensgefährlicher Gefäßerkrankungen.

- ▶ Lebensmittel mit einem hohen Gehalt an gesättigten Fettsäuren: Einige gesättigte Fettsäuren weist nahezu jedes Lebensmittel auf. Doch problematisch wird es, wenn diese zum Großteil enthalten sind. Für den Körper am gesündesten sie ungesättigte und darunter vor allem die mehrfach ungesättigten Fettsäuren.

Dies sind die allerwichtigsten Regeln, die es zu beachten gilt. Dadurch fallen bereits mehrere Lebensmittel aus dem Raster:

- ▶ Margarine

- ▶ Schweinefleisch (mit Ausnahme des mageren Anteils)

- ▶ Fertigessen

- ▶ Süßigkeiten

- ▶ Kuchen

- ▶ Limonaden, Eistees, Fruchtsäfte und andere Getränke mit einem hohen Zuckergehalt

- ▶ Pommes Frites bzw. allgemein Frittiertes sowie auch Paniertes

- ▶ Fast Food

Dort, wo sich Türen schließen, öffnen sich bekanntlich jedoch neue. Somit sind wiederum mehrere Lebensmittel erlaubt, die für die Gesundheit von hohem Wert sind:

- ▶ Pflanzliche Fette & Öle

- ▶ Nüsse & Samen

- ▶ Gemüse

- ▶ Obst (aufgrund des Fruktose-Gehalts in Maßen)

- ▶ Fisch (sowohl fettarm als auch fettreich)

- ▶ Mageres Fleisch

- ▶ Zuckerarme Getränke

▶ Die meisten Milch- und Milchprodukte

▶ Eier

Wir lernen...

Die Auswahl der Lebensmittel definiert den gesundheitlichen Wert einer Diät. Dabei sind möglichst unverarbeitete und natürliche Lebensmittel der Hinweis auf einen Mehrwert für den Organismus, während die Auswahl verarbeiteter und mit Zucker angereicherter Lebensmittel das Risiko von Vitaminmangel und diversen anderen Mangelerscheinungen sowie Beschwerden und Erkrankungen des Körpers steigert. Darüber hinaus gibt es immer mehr Erkenntnisse der Wissenschaft, dass ungesunde Ernährung aufgrund von Auswirkungen auf den menschlichen Hormonspiegel dazu führen kann, dass sogar trotz eines Kaloriendefizits eine Gewichtszunahme erfolgt! Es ist somit unter allen Gesichtspunkten eine wohl durchdachte Wahl der Lebensmittel empfehlenswert.

Was die Lebensmittelauswahl angeht, so werden Ihnen die folgenden Abschnitte in diesem Kapitel noch eine große Hilfe sein. Im Klartext erwartet Sie direkt im Anschluss ein 14-Tage-Plan als Beispiel für eine Diät. Hier werden Sie beispielhaft sehen, wie Sie eine zuckerreduzierte Diät aufbauen können. Daraufhin werden Ihnen in diesem Kapitel fünf Ernährungsformen vorgestellt. Hier werden Sie zum Teil ebenfalls Lebensmittel-Vorschläge erhalten und sich eventuell sogar für eine der Ernährungsformen begeistern lassen. Somit sollte dieses Kapitel Sie mit allem Notwendigen versorgen, damit Sie Ihrer Diät in Theorie und Praxis gewachsen sind.

14-Tage-Plan als Beispiel für eine zuckerreduzierte Diät

Der folgende 14-Tage-Plan stellt ein Grundkonstrukt dar, welches Ihnen Anreize liefert, aber keine vollständigen Rezepte. So haben Sie ausreichend Freiraum, um im Rahmen Ihrer Diät zu experimentieren. Gleichwohl ist jedoch an den entsprechenden Stellen im 14-Tage-Plan mit Verweis auf die Rezepte vermerkt, welche Speisen Xylit enthalten. So können Sie das Potenzial von Xylit in Ihren Ernährungsplänen besser einschätzen. Beachten Sie dabei, dass dieser Ernährungsplan davon ausgeht, dass Sie eine Diät ohne bestimmte Anforderungen an die Lebensmittelauswahl machen; also weder vegetarisch noch vegan oder Low Carb unterwegs sind. Selbstverständlich ist Xylit auch mit der veganen sowie vegetarischen und weiteren besonderen Ernährungsformen vereinbar.

Doch da dies sehr speziell wäre, klammert der 14-Tage-Plan diese Sonderfälle aus. Dennoch finden Sie im Folgeabschnitt *Xylit im Rahmen einzelner Ernährungsformen* spezielle Ernährungsformen und erhalten Infos dazu, worauf Sie dort bei Ihrer Diät achten müssen.

Tag 1:

Frühstück:

- ▶ Kiwi-Pistazien-Porridge (siehe Rezepte)

Mittagessen:

- ▶ Gemüse-Ratatouille
  mit Aubergine, Zucchini, Zwiebel, Tomate & weiterem Gemüse nach Wahl

Abendessen:

- ▶ Thunfisch-Salat
  mit Tomaten, Salatblättern, Gurke, Zwiebeln & Olivenöl

Tag 2:

Frühstück:

- ▶ 3 Scheiben Vollkornbrot mit Belag nach Wahl
- ▶ Als Dessert: Tiramisu-Cupcakes (siehe Rezepte)

Mittagessen:

- ▶ Gefüllte Paprika
- ▶ Belassen Sie es bei einer Paprika mit Hackfleisch-Feta-Gemüsefüllung
- ▶ Zusätzlich ein Gurkensalat mit Zaziki ohne Zucker

Abendessen:

- ▶ Lachsfilet mit Zitronensuppe
  gebratenes Lachsfilet & dazu Zitrone in eine kleine Schüssel heißes Wasser

auspressen

Tag 3:

Frühstück:

- ▶ Rührei mit Speck
  mit Basilikum & Petersilie dekorieren

Mittagessen:

- ▶ Couscous-Salat
  mit sehr vielen Tomaten, Zwiebeln & Knoblauch
  mit Minze & Petersilie verfeinern

Abendessen:

- ▶ Avocado-Lachs-Burger
  Avocados halbieren; mit Lachs & Salat füllen

Tag 4:

Frühstück:

- ▶ Vollkornmüsli mit Magermilch
- ▶ Dazu ein kleiner Obstsalat

Mittagessen:

- ▶ Kartoffel-Paprika-Gulasch
  mit Curry & Cayennepfeffer würzen
- ▶ Als Dessert: Käsekuchen (siehe Rezepte)

Abendessen:

- ▶ Hähnchen-Spargel-Pfanne
  weißer sowie grüner Spargel, Hähnchenbrustfilet & Kokosmilch

Tag 5:

Frühstück:

- ▶ Kartoffel-Crêpes mit Schnittlauchquark

- ▶ Als Dessert: Quark mit Kokos (siehe: Rezepte)

Mittagessen:

- ▶ Zucchini mit Polenta-Füllung
  gern mit Käse überbacken

Abendessen:

- ▶ Salat mit Kalbsfilet
  mit Karotten, Kohlrabi & Minze

- ▶ Danach zwei bis drei Haferflockenplätzchen (siehe: Rezepte)

Tag 6:

Frühstück:

- ▶ Spiegelei mit Ofentomaten & Speck
  mit Cherrytomaten, Frühlingszwiebeln & geriebenem Gouda

Mittagessen:

- ▶ Blumenkohlpüree mit Hackfleisch-Topping
  dem Blumenkohlpüree Doppelrahmfrischkäse beigeben
  das Hackfleischtopping nach Belieben würzen

Abendessen:

- ▶ Tomaten-Feta-Salat
  mit gerösteten Pinienkernen garnieren

Tag 7:

Frühstück:

- ▶ Käse-Wraps mit Tomaten-Oliven-Füllung
  als Dessert: Avocado-Creme mit Himbeeren (siehe: Rezepte)

Mittagessen:

- ▶ Mais-Bohnen-Kartoffel-Eintopf
  mit grünen Bohnen, Kidneybohnen, Mais und Gemüsebrühe

- ▶ Als Dessert: Rhabarber-Kuchen mit Baiser (siehe Rezepte)

Abendessen:

- ▶ Lammkarree mit gegrilltem Gemüse
  zuckerfreier Zaziki als Dip

Tag 8:

Frühstück:

- ▶ Spiegelei-Omelette
  mit Spinat & Petersilie

Mittagessen:

- ▶ Gegrillte Champignons
  mit Schinken, Knoblauch, Käse & Baguette

Abendessen:

- ▶ Zoodles mit Pulled Chicken
  Zucchini in lange, dünne Streifen schneiden

- ▶ Sesamsauce

Tag 9:

Frühstück:

- ▶ In Avocado gebackene Frühstückseier
  mit Speck

Mittagessen:

- ▶ Bratwurst, Hähnchen oder veganer Fleischersatz

- ▶ Gegrilltes Gemüse und ein paar Kartoffeln

- ▶ Salat als Beilage

- ▶ Mit Barbecue-Sauce zum Fleisch bzw. Fleisch-Ersatz (siehe Rezepte)

Abendessen:

- ▶ Zucchini-Möhrenpuffer mit Kräuterquark
  Hüttenkäse & Kokosmehl als Bestandteile

- ▶ Danach eine Mini-Brezel (siehe Rezept)

Tag 10:

Frühstück:

- ▶ 3 Scheiben Vollkornbrot mit zuckerarmem Belag nach Wahleine Scheibe mit
  Orangen-Kokos-Gelee (siehe Rezepte)

- ▶ Als Beigabe Radicchio-Salat mit Ziegenkäsetalern & Himbeerdressing

Mittagessen:

- ▶ Reis-Pfanne
  mit Cashew-Nüssen, Currypulver, Erdnussöl & Rosinen

Abendessen:

- ▶ Löffelavocados mit würziger Füllung
  Pinienkerne, Aceto Balsamico, Parmesan & Basilikum in der Füllung

Tag 11:

Frühstück:

- ▶ Rührei mit Räucherlachs
  mit Beigabe von Sahne

Mittagessen:

- ▶ Zoodle-Avocado-Teller
  mit getrockneten Tomaten & gerösteten Pinienkernen

- ▶ Als Dessert: 1 Stück Schoko-Nuss-Kuchen (siehe: Rezepte)

Abendessen:

- ▶ Gouda-Salat
  mit schwarzen Oliven, Rosmarin & Weißweinessig

Tag 12:

Frühstück:

- ▶ Nuss-Mandelmilch-Müsli
  Müslianteil geringhalten
  stattdessen mehr Nüsse (Walnüsse, Cashew-Nüsse o. Ä.)

Mittagessen:

- ▶ Rindercarpaccio
  mit Rucola, Parmesan, Pinienkernen & Cherrytomaten

Abendessen:

- ▶ Spargelcremesuppe

- ▶ Als Dessert: Kürbis süß-sauer (siehe: Rezepte)

Tag 13:

Frühstück:

▶ Eiersalat auf Bacon & Chicorée
mit Frühlingszwiebeln, Avocado, Strauchtomaten & Knoblauch

Mittagessen:

▶ Rucola-Eintopf
viel Rucola & dazu pikant gewürzte Tomatensauce mit Vollkornnudeln in
Gemüsebrühe

Abendessen:

▶ Hüttenkäse mit Räucherlachs
dazu Dill, Zitronensaft & Schlangengurke

Tag 14:

Frühstück:

▶ 2 Scheiben Vollkornbrot mit zuckerarmem Belag nach Wahl
eine davon mit Zitronencreme (siehe Rezepte)

Mittagessen:

▶ Käsepizza
mit Oliven, Rucola & Salami als Belag

Abendessen:

▶ Falafel mit Gemüse
mit fettarmem Naturjoghurt & Curry

Beachten Sie bei der Diät stets: Die Menge bzw. der Umfang der Speisen und die Anzahl
an Kalorien definieren, ob es eine erfolgreiche Diät wird.

Xylit im Rahmen einzelner Ernährungsformen

Mit dem Laufe der vergangenen Jahre und Jahrzehnte – als das Interesse für Diäten und alternative Ernährung aus diversen Gründen stieg – etablierten sich verschiedene Diätformen. Diese sind teilweise aus früheren Zeiten übernommen und waren nur in Vergessenheit geraten. Andere wiederum sind komplett neu und wurden aufgrund des Diät- und Fitnesstrends entwickelt. Im Folgenden werden Ihnen vier der Diäten und Ernährungsformen vorgestellt, die unter ernährungsphysiologischen Gesichtspunkten als gesund eingestuft sind und sich durch den Einsatz von Xylit bereichern lassen.

Zuvor noch ein Hinweis auf den Sinn der Vorstellung dieser fünf Ernährungsformen

Da wir uns bereits dem Start Ihrer Diät gewidmet haben, ist es sinnvoll, sich über verschiedene Diätformen zu informieren. Natürlich können Sie es auch bei den bisherigen Erkenntnissen dieses Kapitels belassen. Dies würde bedeuten, dass Sie Ihren Kalorienbedarf bestimmten und diesem die Nährstoffzufuhr anpassen. Durch den Einsatz gesunder Lebensmittel – und allem voran den Verzicht auf Zucker – erreichen Sie nach und nach Ihr Ziel der Gewichtsabnahme. Doch es geht noch kreativer als im Rahmen einer gewöhnlichen zuckerreduzierten Diät. Verschiedene Ernährungsformen haben nämlich jeweils bestimmte Regeln, die im Körper zusätzliche gesundheitlich fördernde Mechanismen auslösen. Diese Mechanismen verschaffen weitere Vorteile als die bloße Ernährungsumstellung einer gewöhnlichen Diät. Ein kleiner Vorgeschmack:

▶ Besonders effiziente Fettverbrennung

▶ Immense Steigerung der geistigen Leistungsfähigkeit

▶ Linderung und unter Umständen Beseitigung bestehender Beschwerden sowie Krankheiten

Es ist durchaus möglich, dass Sie sich im Rahmen Ihrer Diät zu einer der nachfolgend vorgestellten Diäten inspirieren lassen und somit zusätzliche Vorteile aus der Veränderung Ihrer Ernährung schöpfen werden.

Low Carb

Bei der Low-Carb-Ernährung geht es um eine Reduktion der Kohlenhydratzufuhr auf eine tägliche Menge von maximal 130 Gramm. Dies ist unter verschiedenen gesundheitlichen Gesichtspunkten sinnvoll. Durch die geringe Menge an Kohlenhydraten kommt es im

Körper zu einer effektiven Fettverbrennung, weil der Körper die Kohlenhydrate schnell aufbraucht und dann die Fettreserven anzapfen muss.

Herkunft von Low Carb

Am ehesten in Verbindung zu bringen sind die Ursprünge der Low-Carb-Ernährung mit dem Bodybuilding. Insbesondere in den aktuellen Zeiten des Fitness-Trends ist Low Carb stark in Mode gekommen. Allgemein wird im Sportbereich sehr viel mit der Zufuhr und dem Verzicht auf Kohlenhydrate experimentiert. So sind Carb Cycling und die ketogene Diät als anabole Diät nur einige der Beispiele für die besondere Bedeutung der Kohlenhydrate in der Sport- und speziell in der Bodybuilding-Welt. Aus dem Sport heraus ist Low Carb nun deutlich expandiert und mittlerweile zahlreichen Personen bekannt und wird demzufolge unter den vielen Diäten als sehr populär gehandelt.

Einsatz von Xylit in der Low-Carb-Ernährung sehr gern gesehen!

Xylit eignet sich für die Low-Carb-Ernährung im Gegensatz zum Einsatz bei einer ketogenen Ernährung – einer ebenfalls kohlenhydratreduzierten Ernährungsform – durchaus. Grund dafür ist, dass die im Vergleich zur Keto-Ernährung höher angesetzte Grenze für Kohlenhydrate mehr Spielräume beim Xylit-Einsatz verschafft. Da Xylit als Kohlenhydrat verstoffwechselt wird, ist bei der Low Carb-Ernährung jedoch Vorsicht geboten. Insgesamt dürfen die 130 Gramm nicht überschritten werden, was allerdings mit Xylit anstelle des Zuckers leichter fällt, ohne auf Süßes verzichten zu müssen.

Des Weiteren ist die Vielfalt an Low-Carb-Rezepten mit Xylit als Zutat sehr groß. Denn insbesondere Sportler sind alternativen Lebensmitteln und Zuckerersatzstoffen gegenüber offen, da die Hemmschwelle aufgrund der Einnahme von Supplementen und anderen Stoffen generell geringer ist. Folglich haben sich sehr viele Personen an Xylit versucht und es ist daraus eine Vielzahl an Rezepten entstanden, die zum Probieren einlädt.

Trennkost

Die Trennkost stellt eine Ernährungsweise dar, die in den letzten Jahren im Trubel der Diäten verschwunden ist und eher unter eingefleischten Kennern sowie Personen, die sich weit in die Tiefe informieren, bekannt ist. In diesem Buch wird aus verschiedenen Gründen – trotz der mittlerweile geringeren Bekanntheit – auf die Trennkost-Ernährung eingegangen:

1. Es handelt sich um eine gesunde Ernährungsweise, die viele gesundheitliche Vorteile beinhaltet.
2. Auch die Deutsche Gesellschaft für Ernährung (DGE) stuft die Trennkost als gesundheitlich vorteilhafte Ernährungsform ein.
3. Möglicherweise lassen Sie sich durch die kurze Präsentation im Folgenden für die Ernährung nach dem Trennkost-Prinzip begeistern.

Schauen wir uns nun an, ob der Beitrag zur Trennkost Sie lediglich informiert, oder sogar inspiriert. Jedenfalls handelt es sich um eine zuckerreduzierte Ernährungsweise, was wiederum den Einsatz von Xylit nahelegt.

Ein Ursprung mit einer interessanten Geschichte

Der Ursprung der Ernährung nach dem Trennkost-Prinzip ist beeindruckend. Die Geschichte beginnt mit einem an einer unheilbaren Nierenkrankheit erkrankten Arzt namens Dr. Howard Hay. Er erhofft sich durch Recherchen nach verschiedenen Ernährungsgewohnheiten, seine Krankheit zu lindern. Dabei informiert er sich insbesondere über die Ernährung von Naturvölkern und ihm fallen große Unterschiede zur Ernährung in industrialisierten Ländern auf. Es werden ausschließlich Lebensmittel natürlichen Ursprungs gegessen:

▶ Gemüse

▶ Wurzeln

▶ Manchmal Fleisch & Fisch

▶ Nüsse

▶ Getreide

▶ Milch

Hay fällt zudem ein weiterer prägnanter Unterschied zwischen den Naturvölkern und den in Industrienationen lebenden Menschen auf: Diverse Krankheiten und Beschwerden, die hierzulande den Alltag prägen, sind den Menschen in Naturvölkern unbekannt. Asthma, Rheuma, Verstopfungen und weitere Leiden, so Hay, ließen sich somit auf die Ernährung in Industrienationen zurückführen.

In der Folge passt Hay seine Ernährung jener der Naturvölker an und es gelingt ihm, seine vermeintlich unheilbare Nierenkrankheit zu heilen. Die Regeln, die er aufstellt und der Öffentlichkeit vermittelt, sind die Geburtsstunde der Trennkost.

Die Regeln der Trennkost nach Hay

Mittlerweile gibt es mehrere Varianten der Trennkost, die verschiedene Regeln mit sich bringen. Diese Varianten sind allerdings nicht als gesundheitlich wertvoll abgesegnet und resultieren meistens aus der falschen Wiedergabe von Fakten. Die „richtige" Trennkost – so wie Hay sie formuliert hat – besitzt klare und wissenschaftlich fundierte Regeln:

I.   Kohlenhydrate & Eiweiße sind getrennt voneinander einzunehmen.

II. Basenbildende Lebensmittel wie Früchte, Salate und Gemüse sind zu bevorzugen.

III. Natürliche und naturbelassene Lebensmittel sind die klar bevorzugte Energiequelle, während es die Einnahme industriell verarbeiteter Lebensmittel zu vermeiden gilt.

Somit stammt der Name Trennkost von der Trennung der Kohlenhydrate und Eiweiße ab. Doch wieso ist eine getrennte Einnahme laut Hay von Vorteil?

Dies hat Gründe, die im Verdauungsprozess liegen. Da es sich hierbei bereits um höhere Chemie handelt, wird nur kurz und knapp der Sachverhalt erläutert: Kohlenhydrate werden bereits durch das Enzym Amylase gespalten. Deren Verdauung beginnt somit in einer basischen Umgebung. Eiweiße wiederum werden im sauren Magensaft zersetzt. Also lernen wir: Während die Kohlenhydrate zur Verdauung ein basisches Milieu benötigen, ist es bei den Eiweißen ein saures Milieu. Da sich dies nicht verträgt, sollen beide Nährstoffe und somit Lebensmittel, die diese enthalten, nach Möglichkeit getrennt voneinander eingenommen werden.

Da Hay davon ausgeht, Säurebildner würden eine Übersäuerung im Organismus verursachen und folglich dem Körper Schaden zufügen, legt er in den Regeln der Trennkost fest, dass Basenbildner den Großteil der Ernährung ausmachen sollen. Dies führt uns direkt zum springenden Punkt.

Wie lässt sich die Trennkost durchführen?

Um eine einwandfreie und vielseitige Umsetzung der Trennkost zu gewährleisten, werden die einzunehmenden Lebensmittel in drei Gruppen unterteilt. Diese Gruppen enthalten zum einen die zu trennenden Eiweiße und Kohlenhydrate und zum anderen neutrale Lebensmittel, die sich mit Eiweißen und Kohlenhydraten beliebig kombinieren lassen. An dieser Stelle klärt die folgende Tabelle über die Zuordnung verschiedener Lebensmittel zu den drei Gruppen auf:

Kohlenhydratreiche Lebensmittel	Eiweißreiche Lebensmittel	Neutrale Lebensmittel
▶ Vollkornprodukte (ausschließlich ohne Zusatz von Eiern) ▶ Naturreis ▶ Kartoffeln ▶ Grünkohl ▶ Bananen ▶ Trockenobst	▶ Eier ▶ Fleisch & Fisch ▶ Käse ▶ Sojaprodukte ▶ Gekochte Tomaten & gekochter Spinat ▶ Obst- & Kräuteressig ▶ Großteil der Früchte	▶ Tierische Fette ▶ Sahne & Butter ▶ Eigelb ▶ Großteil der Gemüsesorten ▶ Alle gesäuerten Milchprodukte ▶ Roher und geräucherter Fisch ▶ Rohe und geräucherte Wurstwaren ▶ Nüsse ▶ Pilze ▶ Gewürze

Hinweis!

Lassen Sie sich nicht von der Zuordnung von rohem und geräuchertem Fisch sowie anderen eiweiß- und kohlenhydrathaltigen Lebensmitteln zu der neutralen Gruppe irritieren. Neutrale Lebensmittel enthalten auch Kohlenhydrate und Eiweiße; vereinzelt können dies sogar die Hauptbestandteile sein. Allerdings geht es bei der Einteilung in der Hay'schen Trennkost nicht nur um den bloßen Nährstoffgehalt der Lebensmittel, sondern um die Frage, ob die Lebensmittel im Organismus bei der Verdauung größtenteils Säuren oder Basen bilden. Daher sind die Basenbildner durch die Kohlenhydratgruppe repräsentiert und die Säurebildner durch die Eiweißgruppe.

Nach den Erkenntnissen aus den vorhergehenden Kapiteln dürften Sie bereits wissen, was unter die industriell verarbeiteten Produkte fällt und deswegen nach Hay zu meiden ist:

▶ Fertiggerichte

▶ Zucker und daraus hergestellte Produkte

▶ Gehärtete Fette

▶ Mayonnaise

▶ Weißmehlnudeln

▶ Erdnüsse

▶ Alkohol

▶ Kakao & Bohnenkaffee

Bei Alkohol dürfen Sie in Maßen Ausnahmen machen, um den Erwartungen in geselligen Runden gerecht zu werden. So sind in Kombination mit der Kohlenhydratgruppe Bier und Rotwein erlaubt, während im Zusammenhang mit der Eiweißgruppe Weiß- und Schaumweine gestattet sind.

Einsatz von Xylit auch in der Trennkost in Ordnung

Zu Zeiten, als die Trennkost entwickelt wurde, gab es noch kein Xylit als Zuckerersatz. Ebenso spielten die anderen Zuckeraustauschstoffe kaum eine Rolle. Dementsprechend können wir nur auf der Argumentation von Hay basierend, selbst schlussfolgern, ob Xylit sich im Rahmen einer Trennkost empfiehlt. Mehrere Argumente sprechen dafür:

▶ Xylit ist ein Stoff, welcher aus der Natur stammt und somit nicht industriell verarbeitet ist

▶ Gesundheitliche Mehrwerte sind gegeben

▶ Xylit unterstützt die Abläufe der Säureregulation

Alles in allem also erfüllt Xylit zahlreiche Kriterien der Trennkost. Die säurebildenden Eigenschaften sind aufgrund der besonderen Verstoffwechslung nur in einem minimalen Maße gegeben. Zugleich ersetzt Xylit den Zucker und hilft damit, vielen industriell verarbeiteten Produkten mit Säurebildnern aus dem Weg zu gehen. Aus diesem Grund ist Xylit ein guter Teil des Speiseplans für die Trennkost.

Paleo

Die Paleo-Ernährung kombiniert mehrere Eigenschaften der bisher vorgestellten drei Ernährungsformen. Insbesondere in den vergangenen Jahren hat die Paleo-Ernährung an Bedeutung gewonnen und erfreut sich einer großen Beliebtheit. Im Rahmen der Paleo-Ernährung erfolgt eine Rückkehr zu den Wurzeln der Menschheit – natürlich nur im Hinblick auf den Speiseplan.

Darum geht es bei der Paleo-Ernährung

Der Name Paleo stammt von der Bezeichnung einer Epoche: Paläolithikum. Dies war die Altsteinzeit, zu der das gegessen wurde, was gejagt werden, von Bäumen gepflückt und aufgesammelt werden konnte. Ausgegangen wird bei der Paleo-Ernährung davon, dass der menschliche Organismus im Hinblick auf die Gene derselbe ist wie zu den damaligen Zeiten. Eine dementsprechend an der damaligen Zeit orientierte Ernährung beuge zahlreichen Krankheiten der heutigen Zivilisation vor.

Also werden die folgenden Lebensmittel im Rahmen der Paleo-Ernährung erlaubt (vgl. DGE):

- ▶ Gemüse & Obst (allem voran Beeren)
- ▶ Nüsse & Samen
- ▶ Fleisch
- ▶ Fisch
- ▶ Eier
- ▶ Großteil der Öle
- ▶ Ghee (Geklärte Weidebutter)
- ▶ Zum Süßen Ahornsirup & Honig
- ▶ In Ausnahmefällen Reis und Kartoffeln
- ▶ Wasser

Reis und Kartoffeln waren zwar kein Teil der Ernährung während der Altsteinzeit, allerdings handelt es sich hierbei um natürliche Lebensmittel, weswegen diese Lebensmittel nach Paleo gestattet sind.

> **Hinweis!**
>
> Die Meinungen der Mediziner und Wissenschaftler zur Paleo-Ernährung unterscheiden sich stark. Während die einen dieser Ernährungsform recht geben, schreiben sie andere als nicht wissenschaftlich fundiert ab. Allerdings lässt sich ein Zusammenhang nicht bestreiten: Durch moderne Forschungsverfahren konnte herausgefunden werden, dass diverse Krankheiten, die heutzutage zum Teil Volksleiden sind, damals nicht vorhanden waren. Dieser Zusammenhang basiert aller Voraussicht nach auf der Ernährung. Zudem ist ein weiterer Fakt unbestreitbar: Die Paleo-Ernährung hat ausschließlich Lebensmittel auf dem Speiseplan, die nach ernährungswissenschaftlichen Standards für gesund befunden werden. Diese beiden Punkte – die Abwesenheit bestimmter Krankheiten zur Altsteinzeit sowie die Lebensmittelauswahl – lassen die Paleo-Ernährung als eine vernünftige Ernährungsform erscheinen.

Die Durchführung der Paleo-Ernährung

Dieser Punkt ist schnell abgehandelt: In ihrer Ursprungsform folgt die Paleo-Ernährung keinem bestimmten Ablauf oder Konzept, sofern die Auswahl der Lebensmittel gemäß den aufgestellten Regeln erfolgt. Da Sie allerdings mit dem Ziel einer Diät an die Sache herangehen, sollten Sie Rücksicht darauf nehmen, die Kalorienzufuhr in einem gesunden Rahmen zu halten.

Xylit in der Paleo-Ernährung?

Tatsächlich ist Xylit kein Zuckerersatz, der in der Altsteinzeit genutzt wurde. Aber sein Vorhandensein in natürlichen Lebensmitteln, wie z. B. Birnen und Datteln, zeigt, dass wahrscheinlich schon zu damaligen Zeiten Xylit konsumiert wurde. Da es sich zudem bei dem in heutigen Läden erhältlichen Xylit um einen natürlichen Stoff handelt, verstößt er gegen keine Regel der Paleo-Ernährung.

Lassen Sie sich nicht davon irritieren, wenn Sie nach den Richtlinien der DGE gehen. Diese setzt Xylit auf die Liste der verbotenen Stoffe, wenn es um den Einsatz im Rahmen der Paleo-Ernährung geht. Doch diverse Blogs und reale Erfahrungen spiegeln den Einsatz von Xylit bei Paleo wider. Da Xylit viel verträglicher als die restlichen Zucker-Alkohole ist, empfiehlt er sich unter mehreren Gesichtspunkten im Rahmen der Paleo-Ernährung.

Der Start in die Diät ohne Zucker

Weight Watchers

Natürlich darf in der Übersicht zuletzt die Weight-Watchers-Diät nicht fehlen. Sie entstand 1963, als Jane Nidetch feststellte, dass ihr eine Diät mit Freundinnen leichter fiel, als diese allein durchzuführen. So entstand ein Diätkonzept, bei dem man sich mit gleichgesinnten Leuten, die ebenfalls abnehmen wollten, in Gruppen traf. Jeder achtete darauf, dass der bzw. die andere das Diätkonzept einhielt. Heutzutage ist allerdings auch eine alleinige Durchführung dieser Diät, beispielsweise über das Internet, möglich.

So funktioniert Weight Watchers

Mittlerweile ist das prägnante Merkmal der Weight-Watchers-Diät weniger das Treffen in Gruppen als das Punktesystem. Das Punktesystem bringt mehr Einfachheit in die Diät hinein und löst das für viele Personen lästige Kalorienzählen ab. Diese sogenannten Smart Points werden den verschiedenen Lebensmitteln zugeordnet, wobei Zucker und Lebensmittel mit einem hohen Gehalt an gesättigten Fettsäuren viele Smart Points zugeordnet bekommen. Durch eine Obergrenze an Smart Points für den täglichen Lebensmittelkonsum wird sichergestellt, dass die Lebensmittel mit vielen Smart Points seltener konsumiert werden. Es wird hingegen das bevorzugt, was die wenigsten Smart Points zugeordnet erhält. Dies sind vermehrt die gesunden Lebensmittel.

Die Vorteile dieses Vorgehens liegen auf der Hand:

- ▶ Weniger Kalorienzählen und dadurch einfachere Umsetzung

- ▶ Größere Lebensmittelvielfalt zur Auswahl

- ▶ Keine Tabus, sondern Lebensmittel mit vielen Punkten meiden

Es handelt sich also um eine Diätmethode, bei der weniger die Strenge hervorsticht, als vielmehr die Planung. Somit überzeugt Weight Watchers durch einen tendenziell hohen Spaßfaktor.

In der Umsetzung ganz freundlich

Der hohe Spaßfaktor ist darin begründet, dass Weight Watchers in der Umsetzung in Maßen sogar Raum für Ausnahmen lässt. So gibt es beispielsweise neben dem täglichen Budget an Smart Points, das man verbrauchen darf, noch ein Wochenextra. Dieses erlaubt die Einnahme zusätzlicher Kalorien, wenn beispielsweise ein Ausflug mit Freunden oder eine Feier ansteht. Trotz der insgesamt vielen Freiräume gestaltet sich die Weight-Watchers-Diät als äußerst erfolgreiches und auf dem Markt stark etabliertes Prinzip.

117

Doch wer legt nun fest, wie viele Smart Points man täglich zur Verfügung hat?

Dies passiert über einen „Trainer", der anhand des Alters und Gewichts sowie der Körpergröße bestimmt, wie viele Punkte angemessen sind. Bei einer Online-Anmeldung bei Weight Watchers wird dies automatisch übers System erledigt.

Und wie gliedert sich Xylit in das Konzept von Weight Watchers ein?

Sehr gut! Xylit wird sogar gezielt in das Punkte-System von Weight Watchers mit aufgenommen. Solch eine klare Fürsprache wie bei der Weight-Watchers-Diät gibt es sonst bei kaum einer anderen Ernährungsform. Aufgrund der ausbleibenden negativen Auswirkungen auf den Blutzuckerspiegel und des geringen Kaloriengehalts werden dem Zuckeraustauschstoff Xylit nur wenige Smart Points zugeordnet, was dem Konsum einiges an Spielraum verleiht und bedeutet: Auch Weight Watchers funktioniert mit Xylit sowie den anderen Zuckerersatzstoffen, wie beispielsweise Erythrit, ausgezeichnet.

Zusammenfassung: Schlagen Sie mehrere Fliegen mit einer Klappe!

Dieses Buch setzt sich zum allergrößten Teil damit auseinander, durch eine Zuckerreduktion abzunehmen. Allerdings gelingt Ihnen dies nur, sofern Sie im Kaloriendefizit sind. Wenn Sie sich schon in ein Kaloriendefizit begeben: Wieso machen Sie nicht noch zusätzlich Gebrauch von einer der vorgestellten zuckerreduzierten Diätformen? Sie haben fünf unterschiedliche Diätkonzepte kennengelernt, die auf ihre eigene Art und Weise faszinierend sind, neben der Gewichtsabnahme noch weitere Vorteile liefern und allesamt mit dem Einsatz von Xylit vereinbar sind. Zugleich liefern Ihnen die genannten Diätkonzepte durch ihre definierten Regeln einen Rahmen, in dem Sie wesentlich sicherer unterwegs sind und potenzielle Misserfolge einer „normalen" Kalorien- bzw. zuckerreduzierten Diät unwahrscheinlicher werden lassen. Nutzen Sie deswegen den Vorzug, mehrere Fliegen mit einer Klappe zu schlagen, indem Sie eines der genannten Konzepte für Ihre Diät wählen und durch den Einsatz von Xylit den Zucker reduzieren, aber dennoch „zuckersüß" und erfolgreich abnehmen!

10 Rezepte als Vorgeschmack

Dieses Buch versteht sich nicht als Kochbuch, sondern als Ratgeber. Aus diesem Grund haben die Rezepte lediglich einen geringen Anteil, kommen aber immerhin auf eine Anzahl von zehn Stück. Dabei sind sie durchaus verschieden, was Abwechslung garantiert und Sie optimal auf das Arbeiten mit Xylit in der Küche einstimmt. Sie werden merken, dass der Ersatz von Zucker durch Xylit automatisch mehr gesunde Zutaten in die jeweiligen Rezepte bringt. So werden plötzlich der Kuchen oder die Sauce im Hinblick auf gesundheitliche UND geschmackliche Aspekte an mehreren Ecken wertvoll. Verstehen Sie die Rezepte an dieser Stelle allerdings nicht falsch, denn…

▶ es handelt sich gewiss nicht um vollwertige Mahlzeiten, sondern um Desserts, Snacks, Beilagen o.ä.

▶ nach wie vor liegt der Kaloriengehalt in einem Rahmen, bei dem häufiger Konsum zu einem Scheitern der Diät führen würde.

Was sind also die Vorteile dieser Rezepte? Sie haben einen geringeren Kaloriengehalt als mit Zucker, ersparen sich ungünstige Auswirkungen auf den Blutzuckerspiegel und enthalten wesentlich gehaltvollere Inhaltsstoffe. So kommt es letzten Endes dazu, dass Sie an vielen Ecken und Enden profitieren – abgesehen davon gibt es noch die vorteilhaften Auswirkungen, die allein der Stoff Xylit mit sich bringt. Also fangen Sie doch einfach mit dem Backen und Kochen mit Xylit an!

Fünf Rezepte zum Backen

Ob im weihnachtlichen Rahmen, mit den Kindern als Zeitvertreib oder als Überraschung für die Liebsten: So manch ein Schmankerl ist schon beim Backen entstanden, das die Gemüter verzaubert hat! An dieser Stelle ist es gut zu wissen, dass das Backen auch mit Xylit funktioniert. Probieren Sie es am besten selbst aus mit den folgenden fünf Rezepten, die nichts vermissen lassen. Denn wenn Tiramisu und Cupcakes miteinander in einem Dessert verschmelzen und edles Baiser den Kuchen toppt, dann läuft definitiv vieles richtig. Also ran an das Backvergnügen!

Tiramisu-Cupcakes

Nährwerte pro Portion: 208 kcal, 7 g KH, 5 g EW, 17 g FE

Zutaten für 12 Portionen:

- ➤ Für den Teig:
- ➤ 100 g Mandeln (gemahlen)
- ➤ 100 g Mascarpone
- ➤ 90 g Xylit
- ➤ 45 g Butter
- ➤ 3 Eier
- ➤ 1 TL Backpulver
- ➤ 1 Fläschchen Butter-Vanille-Aroma

Zum Tränken:

- ➤ 1 Espresso
- ➤ 2 TL Xylit
- ➤ 2 Tropfen Bittermandelaroma

Für das Frosting:

- ➤ 150 g Mascarpone
- ➤ 100 ml Sahne
- ➤ 4 EL Xylit
- ➤ 1 Fläschchen Butter-Vanille-Aroma

Zum Bestäuben:

- ➤ 2 EL Backkakao

Zubereitung:

1. Als erstes den Backofen bei 170 °C Ober- und Unterhitze vorheizen lassen.
2. Dann die Butter über einem Wasserbad schmelzen und gemeinsam mit den gemahlenen Mandeln, Eiern, Backpulver, Xylit, Butter-Vanille-Aroma und Mascarpone in eine Schüssel geben.
3. Alle Zutaten zu einem homogenen Teig vermischen und diesen in spezielle Muffinförmchen füllen. Für 20 bis 25 Minuten zum Backen in den vorgeheizten Ofen schieben.
4. Anschließend einen Espresso zubereiten. Den Espresso selbst machen, da die fertigen Produkte im Laden einen hohen Zuckergehalt haben.
5. Im nächsten Schritt den Espresso zusammen mit den zum Tränken erforderlichen Mengen Xylit und Bittermandelaroma verrühren.
6. Sobald die Muffins fertiggebacken sind, kleine Löcher in die Muffins stechen und den Espresso-Mix gleichmäßig auf die Muffins verteilen.
7. Nun das Frosting vorbereiten: Dazu Mascarpone mit Xylit und dem Aroma in einer Schüssel aufschlagen. Die Sahne wiederum in einer separaten Schüssel aufschlagen und beim Mascarpone unterheben.
8. Zu guter Letzt die Mischung auf die Cupcakes verteilen und mit Backkakao-Stückchen dekorieren.

Mini Zimt-Brezeln

Nährwerte pro Portion: 137 kcal, 12 g KH, 4 g EW, 8 g FE

Zutaten für 20 Portionen:

- ➢ 180 g Dinkelvollkornmehl
- ➢ 180 g Kokosmehl
- ➢ 180 g Xylit
- ➢ 150 g Butter
- ➢ 2 Eier
- ➢ ½ Päckchen Backpulver
- ➢ 2 TL Vanillexucker (mit Xylit statt Zucker)
- ➢ 1 TL Zimt
- ➢ n. B. Erythrit (zum Bestäuben)

Zubereitung:

1. Anfangs den Backofen zum Vorheizen auf 200 °C Ober- und Unterhitze stellen.
2. Als Nächstes die Butter über einem Wasserbad schmelzen und zusammen mit Xylit sowie den Eiern in einer Schüssel schaumig schlagen.
3. Im weiteren Verlauf Dinkelvollkorn- sowie Kokosmehl, Backpulver, Zimt und Vanillexucker in die Schüssel geben. Sämtliche Zutaten zu einem homogenen Teig verkneten.
4. Daraufhin den Teig zu Brezeln formen. Dabei lassen sich die Brezeln von der Größe variieren, sodass statt der 20 Portionen auch 30 Portionen entstehen können. Dadurch verändert sich allerdings der Kaloriengehalt pro Portion.
5. Im Anschluss die Brezeln auf mit Backpapier ausgelegten Backblechen verteilen und danach 20 Minuten im vorgeheizten Ofen backen.
6. Abschließend die Brezeln nach der Backzeit mit zu Puder vermahlenem Erythrit bestäuben.

Tipp!

Um Erythrit zu Puder zu vermahlen, ist bei dessen Feinheit der Einsatz einer Kaffeemühle empfehlenswert. Ansonsten stellt ein Zuckerguss aus Erythrit eine Alternative zum Bestäuben dar. Hier vermischen Sie Erythrit mit Zitronenwasser und erhitzen dies. Den entstandenen Guss streichen Sie noch heiß auf die Brezeln. Sollten Sie kein Kokosmehl mögen, können Sie die Menge Kokosmehl durch noch mehr Dinkelvollkornmehl in gleicher Menge ersetzen. Dadurch steigt allerdings der Kaloriengehalt an.

Haferflockenplätzchen

Nährwerte pro Portion: 42 kcal, 5 g KH, 1 g EW, 2 g FE

Zutaten für 60 Portionen:

- ➢ 150 g Xylit
- ➢ 125 g Haferflocken (zart)
- ➢ 125 g Haferflocken (kernig)
- ➢ 100 g Butter
- ➢ 100 g Dinkelmehl
- ➢ 2 Eier
- ➢ 6 EL Milch
- ➢ 2 TL Weinsteinbackpulver
- ➢ 2 TL Vanillezucker

Zubereitung:

1. Zuerst den Backofen auf 225 °C Ober- und Unterhitze vorheizen.
2. Während des Vorheizens ein bis zwei Esslöffel Butter in eine Pfanne geben und mit den Haferflocken sowie einem Esslöffel Xylit mischen. Erhitzen und rösten, bis ein Duft entsteht und die Haferflocken leicht gebräunt sind. Dann abkühlen lassen.
3. Nun die verbliebene Buttermenge mit dem restlichen Xylit, Vanillezucker, Milch und Eiern schaumig rühren. In dieser Schüssel Haferflocken, Mehl und Backpulver untermischen.
4. Diesen Teig mit einem Löffel zu kleinen Häufchen auf Backpapier auf einem Backblech formen. Schließlich 10 bis 15 Minuten im Backofen hellbraun backen.

Rhabarber-Kuchen mit Baiser

Nährwerte pro Portion: 186 kcal, 22 g KH, 4 g EW, 9 g FE

Zutaten für 12 Portionen:

➢ Für den Teig:
➢ 200 g Dinkelmehl
➢ 100 g Butter
➢ 75 g Xylit
➢ 3 Eigelb
➢ 2 TL Weinsteinbackpulver

Für die Füllung:

➢ 600 g Rhabarber
➢ 300 ml Milch
➢ 1 Packung Vanillepuddingpulver
➢ 2 EL Xylit

Für das Topping:

➢ 100 g Xylit
➢ 3 Eiweiß
➢ Etwas Xylit zum Bestäuben

Zubereitung:

1. Zu Beginn den Rhabarber schälen, mit einem Esslöffel Xylit „xuckern" und ziehen lassen.
2. Als Nächstes eine Backform einfetten oder mit Backpapier auslegen, um später den Kuchen herauslösen zu können.
3. Jetzt die Eier aufschlagen und Eiweiß vom Eigelb trennen. Das Eiweiß für den Eischnee kaltstellen.
4. Im nächsten Schritt das Eigelb gemeinsam mit 75 Gramm Xylit, der über einem Wasserbad geschmolzenen Butter, dem Dinkelmehl und zwei Teelöffeln Weinsteinbackpulver zu einem Knetteig verarbeiten. In die Backform füllen und für eine Stunde kaltstellen.
5. Nun die Milch gemeinsam mit dem Vanillepuddingpulver und den beiden Esslöffeln Xylit zu einem Pudding kochen. Diesen schließlich mit dem in Schritt 1 präparierten Rhabarber vermischen.
6. Den Backofen auf 180 °C stellen und vorheizen lassen.
7. Die entstandene Füllung aus Schritt 5 auf dem kaltgestellten Teig gleichmäßig auftragen und 20 Minuten lang in dem vorgeheizten Backofen backen.
8. Während der Backzeit das Topping vorbereiten: Hier die drei Eiweiße zusammen mit 100 Gramm Xylit in einer Schüssel solange schlagen, bis sich ein fester Eischnee bildet.
9. Sobald die Backzeit vorbei ist, den Backofen auf 160 °C Ober- und Unterhitze reduzieren und den Eischnee auf dem vorgebackenen Kuchen verstreichen. Zuerst glätten, dann mit dem Teelöffel kleine Spitzen hochziehen und schließlich mit Xylit bestäuben.
10. Weitere 25 Minuten bei 160 °C fertig backen, bis die Oberfläche ausgewogen hellbraun gefärbt ist. Dann ist der Kuchen servierbereit.

Käsekuchen

Nährwerte pro Portion: 254 kcal, 8 g KH, 10 g EW, 19 g FE

Zutaten für 12 Portionen:

➢ Für die untere Schicht:
➢ 125 g Mandelmehl
➢ 70 g Butter
➢ 35 g Xylit
➢ 1 Ei
➢ 2 EL Milch

Für die obere Schicht:

➢ 250 g Quark
➢ 200 g Schmand
➢ 100 g Xylit
➢ 250 ml Milch
➢ 110 ml Öl
➢ 2 Eier
➢ ½ Päckchen Vanillepuddingpulver

Zubereitung:

1. Mit der Vorbereitung der unteren Schicht beginnen: Hierzu alle Zutaten für die untere Schicht miteinander vermengen. Davor allerdings ein bisschen Mandelmehl zum Bestäuben der Backform zurücklassen, die Butter schmelzen und mit einem Teil der Butter eine kleine Springform einfetten.
2. Sollte der Teig bröseln, dann zwei Esslöffel Milch hinzufügen oder so viel, bis es nicht mehr bröselt. Den Teig in eine Frischhaltefolie wickeln und 30 Minuten kaltstellen.
3. Währenddessen die obere Schicht vorbereiten und zwischendurch den Backofen zum Vorheizen auf 175 °C Umluft stellen, sodass er nach den 30 Minuten Kühlzeit für den Teig vorgeheizt ist. Für die obere Schicht die dafür vorgesehenen Zutaten miteinander gründlich vermengen.
4. Nun die Springform mit der zurückgelegten Butter einfetten und mit dem zurückgelegten Mandelmehl bestäuben.
5. Dann die Springform mit dem kalten Teig auskleiden und darauf die obere Schicht aus der Schüssel gleichmäßig verstreichen. Für ungefähr eine Stunde und 15 Minuten zum Backen in den vorgeheizten Ofen geben.

Fünf Rezepte zum Kochen

Beim Kochen warten unter Umständen ein paar Überraschungen auf Sie. Zum einen werden Sie sehen, dass Xylit sogar Teil richtiger Speisen sein kann, wie das einzigartige Kiwi-Pistazien-Porridge zeigen wird. Zum anderen lernen Sie ein Saucen-Rezept kennen, damit Sie die Grill-Saison mit der Barbecue-Xylit-Sauce nicht nur zuckerärmer als mit Ketchup, sondern auch viel spektakulärer begehen können. Denn eines lässt sich sagen: Die Sauce erbringt mehr, als sie verspricht! Drei weitere Rezepte mit Garantie für Abwechslung und Zuckerarmut hinterlassen ein kleines, aber starkes Gesamtpaket von insgesamt fünf Rezepten, die Sie nun ausprobieren dürfen. Viel Spaß dabei!

Orangen-Kokosgelee

Nährwerte pro Portion: 154 kcal, 23 g KH, 1 g EW, 6 g FE

Zutaten für 8 Portionen (8 Gläser Gelee à 200 ml):

➢ 250 g Xylit
➢ 900 ml Orangensaft (frisch gepresst)
➢ 200 ml Kokosmilch
➢ 2 TL Agar-Agar

Zubereitung:

1. Ausreichend Orangen kaufen, um 900 ml Orangensaft frisch daraus pressen zu können. Keinen fertigen Saft aus dem Supermarkt kaufen, da dieser zugesetzten Zucker enthält.
2. Den Orangensaft in einen Topf pressen und die restlichen Zutaten zum Saft hinzufügen.
3. Dann sämtliche Zutaten bei starker Hitze in einem Topf aufkochen lassen.
4. Nach dem Aufkochen die Hitze reduzieren und zehn Minuten lang bei gelegentlichem Umrühren köcheln lassen.
5. Zuletzt das heiße Gelee in heiß gewaschene Gläser füllen und sofort verschließen.
6. Sollten sich zwei Schichten in dem Gelee bilden, dann das Glas einmal durchschütteln und zurückstellen. Sobald es abgekühlt ist, tritt keine Schichtbildung mehr ein und das Gelee lässt sich längerfristig lagern.

Kiwi-Pistazien-Porridge

Nährwerte pro Portion: 585 kcal, 52 g KH, 14 g EW, 34 g FE

Zutaten für 1 Portion:

➢ 70 g Kokosjoghurt
➢ 50 g Kiwis
➢ 30 g Xylit
➢ 30 g Pistazien
➢ 20 g Schokolade (zartbitter)
➢ 20 g Hafermark
➢ 100 ml Mandelmilch
➢ 50 ml Kokosmilch
➢ 2 Feigen

Zubereitung:

1. Als erstes den Kokosjoghurt mit 10 Gramm Xylit vermischen.
2. Nun in einem Topf Hafermark, Mandelmilch und Kokosmilch aufkochen lassen. Die Hitze reduzieren und bei regelmäßigem Rühren köcheln lassen, bis die Masse eindickt.
3. Daraufhin 15 Gramm der Pistazien im Topf untermischen.
4. Als Nächstes den Haferflockenbrei aus dem Topf mit dem Kokosjoghurt-Xylit-Mix in eine Schüssel umfüllen und mit den restlichen Pistazien bestreuen.
5. Danach die Zartbitterschokolade über einem Wasserbad schmelzen und über die Oberfläche des Porridges geben.
6. Zuletzt Kiwis und Feigen mittig durchtrennen und als Dekoration verwenden: Die Kiwis am Rand der Schüssel entlang, die Feigen in die Mitte des Porridges.

Zitronencreme

Nährwerte pro Portion: 499 kcal, 36 g KH, 7 g EW, 34 g FE

Zutaten für 2 Portionen (2 Marmelade-Gläser à 400 ml):

➢ 150 g Xylit
➢ 65 g Butter
➢ 150 ml Zitronensaft (frisch gepresst)
➢ 3 Eier
➢ 1 TL Maisstärke
➢ Schalenabrieb der gepressten Zitronen

Zubereitung:

1. Anfangs den Zitronensaft in einen Kochtopf auspressen. Die Schalen reiben und den Schalenabrieb ebenfalls in den Topf geben.
2. Eier, Xylit und Maisstärke ebenfalls in den Topf hinzufügen und verrühren. Herd auf mittlere Stufe stellen und alle Zutaten gut erhitzen. Nicht aufkochen!
3. Den Topfinhalt unter häufigem Rühren knapp 10 Minuten köcheln lassen, bis eine Pudding-ähnliche Konsistenz eintritt.
4. Daraufhin die Creme vom Herd nehmen und fünf Minuten zum Kühlen beiseitestellen.
5. Im nächsten Schritt die Butter einrühren, bis sie sich auflöst.
6. Schließlich die Zitronencreme in heiß gewaschene Gläser abfüllen und fest verschließen. Sie kann als Aufstrich oder Zutat für Kuchen und Torten verwendet werden.

Kürbis süß-sauer

Nährwerte pro Portion: 213 kcal, 47 g KH, 2 g EW, 1 g FE

Zutaten für 5 Portionen:

- ➢ 1000 g Kürbisfleisch
- ➢ 375 g Xylit
- ➢ 2400 ml Wasser
- ➢ 250 ml Balsamico-Essig (hell)
- ➢ 200 ml Essig
- ➢ 8 Nelken
- ➢ 3 Scheiben Ingwer
- ➢ 1 TL Zimt
- ➢ ½ TL Salz

Zubereitung:

1. Zunächst den Kürbis schälen und das Kerngehäuse entfernen. Dann das Fleisch würfeln. Am Ende sollte ein Kilogramm reiner Würfel aus Kürbisfleisch vorliegen.
2. Im nächsten Schritt die Würfel in eine große Schüssel mit zwei Litern Wasser und 250 Millilitern hellen Balsamico-Essigs geben. Über Nacht ziehen lassen.
3. Am nächsten Tag den Kürbis abtropfen lassen und das Kürbisfleisch zusammen mit allen verbliebenen Zutaten – OHNE das Wasser und den Balsamico-Essig von der Nacht! – in einen Topf geben.
4. Den Topfinhalt knapp 20 bis 30 Minuten kochen lassen, bis es bissfest wird.
5. Nach dem Kochen die Ingwerscheiben entfernen, ansonsten aber den Kürbis mit allen anderen Zutaten in heiß gewaschene Gläser füllen, gut verschließen und auf den Kopf stellen.
6. Trocken und kühl gelagert hält der Kürbis mehrere Monate und lässt sich in beliebig große Portionen aufteilen.

Tipp!

Im Herbst – zur Kürbiszeit – macht sich dieses Gericht hervorragend. Alternativ ist es das kreative i-Tüpfelchen zu Halloween. Dabei harmoniert der Zimt im Hintergrund optimal mit dem Ingwer und dem Essig und sorgt für eine Speise mit absolutem Alleinstellungsmerkmal, um kulinarisch exotisch orientierte Gäste positiv zu überraschen.

Barbecue-Sauce

Nährwerte pro Portion: 397 kcal, 60 g KH, 8 g EW, 13 g FE

Zutaten für 3 Portionen (3 Gläser à 250 ml):

- 60 g Xylit
- 200 ml Malzbier
- 100 ml Balsamico (dunkel)
- 1 Dose geschälte Tomaten (400 ml)
- 3 Knoblauchzehen
- 2 Chilischoten
- 1 Zwiebel
- 2 Lorbeerblätter
- 1 Zweig frischer Rosmarin
- 4 EL Worcester-Sauce (vegan)
- 2 EL Tomatenmark
- 2 EL Olivenöl
- 2 EL Paprikapulver (edelsüß)
- 1 EL Sojasauce
- 1 EL Dijon-Senf
- 1 EL Thymian (getrocknet)
- 3 TL Salz
- 2 TL Chilipulver
- 1 TL Kreuzkümmel
- n. B. schwarzer Pfeffer
- Schalenabrieb einer Zitrone oder Orange

Zubereitung:

1. Mit den Knoblauchzehen und der Zwiebel beginnen: Erst schälen, dann fein würfeln.
2. Die Chilischoten klein hacken und mit Knoblauch sowie Zwiebeln im Olivenöl glasig dünsten.
3. Nun die Gewürze in den Topf geben: Lorbeerblätter, Rosmarin, Paprikapulver, Kreuzkümmel, Chilipulver, Thymian, Dijon-Senf, Salz und Pfeffer. Sämtliche Zutaten im Topf knapp zwei Minuten anrösten.
4. Daraufhin das Tomatenmark addieren und mit Sojasauce, Worcester-Sauce sowie dunklem Balsamico ablöschen.
5. Im Anschluss die geschälten Tomaten aus der Dose sowie das Xylit und Malzbier in den Topf geben. Den gesamten Inhalt knapp 40 Minuten bei mittlerer Hitze köcheln lassen. Hin und wieder umrühren.
6. Nach Ablauf der Zeit eine Zitrone oder Orange – wahlweise auch beides – heiß waschen und putzen. Dann die Schale abreiben und zur Sauce hinzufügen. Weitere 10 bis 20 Minuten köcheln lassen.
7. Sobald die Sauce leicht eindickt, diese zweimal durch ein Sieb laufen lassen und heiß gewaschene Gläser füllen. Fest verschließen. Die Sauce ist im Kühlschrank knapp eine Woche haltbar.

Tipp!

Soll die Sauce mehrere Monate haltbar gemacht werden, dann nach dem Kochen und Sieben in sterile Gläser umgießen und unter festem Verschluss in einem Wasserbad knapp zehn Minuten abkochen lassen.

Schlusswort

Es ist regelrecht faszinierend, was ein einziges Element in unserer Ernährung bewirken kann. Dabei verdankt Xylit seine Wirkung in allererster Linie nicht den eigenen Qualitäten. Vielmehr ist es deswegen so wirkungsvoll, weil mit seiner Einnahme der Verzicht auf Zucker einhergeht – oder einhergehen kann. Hier entscheiden Sie, ob Sie dem Zucker oder dem Xylit den Vorzug geben.

Zucker: Der Nährstoff, der bei übermäßigem Konsum zahlreiche gesundheitliche Schäden und sogar ernste Krankheiten hervorrufen kann. Zwar gibt es viele Einzelfälle, bei denen sich zeigt, dass selbst bei hohem Zuckerkonsum ein von Krankheiten und Übergewicht freies Leben möglich ist. Doch sich auf Ausnahmen zu verlassen, ist leichtsinnig. Wie Sie im Anfangskapitel gelernt haben, ist Zucker eine potenzielle Gefahr, die es ernst zu nehmen gilt. Dies muss keinen kompletten Verzicht auf Zucker bedeuten, auch wenn es oftmals im Sinne der Gesundheit das Beste wäre. Aber zumindest ein reduzierter Zuckerkonsum sollte in Erwägung gezogen werden. Hier hilft Xylit. Wenn Sie sich darauf einlassen, Zucker schrittweise komplett durch Xylit zu ersetzen, stehen Ihnen alle Türen offen:

- ▶ Besserer Gesundheitszustand

- ▶ Größeres Wohlempfinden

- ▶ Beachtliche Gewichtsreduktion

- ▶ Ansprechendes Äußeres

Reduzieren Sie schließlich die Dosis an Xylit in regelmäßigen Zeitabständen, dann besteht sogar die Aussicht, dass Sie nach und nach überhaupt kein Bedürfnis mehr nach Süßem haben werden. Denn die Macht der Gewohnheit spielt auch bei der Ernährung eine große Rolle. Durch die schrittweise Entwöhnung von Süßem warten vielfältige Vorteile auf Sie.

Aber auch wenn es mit der Entwöhnung nicht gleich klappt: Durch Xylit haben Sie die Chance, den Konsum von Süßem unschädlich zu machen. So leben Sie ein Leben ohne Entbehrungen. Vielleicht müssen Sie sich hin und wieder im gesellschaftlichen Rahmen erklären, wieso Sie den Zucker aus Ihrer Ernährung weitestgehend eliminiert haben, doch mehr Herausforderungen kommen auf lange Sicht nicht auf Sie zu. Außerdem profitieren Sie nach der gelungenen Xylit-Diät davon, dass Sie im Hinblick auf die Ernährung ein wesentlich lockereres Leben führen können. Wenn Sie doch einmal aus bestimmten Gründen eine Ausnahme machen und sich etwas stark Zuckerhaltiges gönnen, dann müssen Sie nicht mehr schuldbewusst in den Spiegel schauen. Vielmehr können Sie darauf vertrauen, dass Sie danach Ihr Essverhalten zügeln, weiter mit Xylit süßen und die Ausnahme ohne Konsequenzen bleibt.

Klingen diese Aussichten nicht verlockend?

Definitiv! Und Sie haben an dieser Stelle das Glück, alles Notwendige für das Beschreiten der Zuckerentwöhnung mit Xylit erhalten zu haben: Pläne, einige Geheimtipps und zusätzlich noch zehn Rezepte als Anreiz. Zudem wartet auf Sie kostenloses Bonusmaterial mit noch mehr Aufklärung bezüglich der Zuckerfallen, damit wirklich alles glatt läuft. Es sei zudem an dieser Stelle das zusätzliche Xylit-Kochbuch erwähnt, welches Ihnen noch mehr Anregungen gibt! Damit liegt es nun in Ihrer Hand! Legen Sie gemächlich, aber mit einem klugen und schrittweise durchgeplanten Weg los und verwirklichen Sie Ihre persönlichen Träume. Mögen Sie dabei größten Erfolg und Spaß haben!

Gratis-Bonusheft

Vielen Dank noch einmal für den Erwerb dieses Buches. Als zusätzliches Dankeschön erhalten Sie von mir ein E-Book, als Bonus und völlig gratis.

Dieses beinhaltet – wie auch schon in diesem Buch angekündigt – eine noch umfassendere Behandlung der vielen Zuckerfallen, die uns in unserer täglichen Ernährung begegnen und deren wir uns oft gar nicht bewusst sind. Das Bonusheft zeigt diese nicht nur auf, sondern liefert auch geeignete und attraktive Alternativen.

Sie können das Bonusheft folgendermaßen erhalten:

Um die geheime Download-Seite aufzurufen, öffnen Sie ein Browserfenster auf Ihrem Computer oder Smartphone und geben Sie Folgendes ein: zucker.tanjaludwig.com

Sie werden dann automatisch auf die Download-Seite geleitet.

Bitte beachten Sie, dass dieses Bonusheft nur für eine begrenzte Zeit zum Download verfügbar ist.

Quellen

Sie können alle hier genannten Quellen auch auf meiner Internetseite finden, sodass Sie nicht den kompletten Link eingeben müssen: www.tanjaludwig.com/quellen.

Literaturquellen:

Belitz, H.-D.; Grosch, W.; Schieberle, P.: *Lehrbuch der Lebensmittelchemie.* Heidelberg: Springer, 2008, 6. Auflage.

Lindner, B.-N.: *Xylit – der ideale Zucker.* Kirchzarten bei Freiburg: VAK Verlags GmbH. 2013.

Müller, S.-D.: *Mythos Süßstoff – Die ganze Wahrheit über künstlichen und natürlichen Zuckerersatz.* Wien: Kneipp-Verlag GmbH und Co KG. 2010, 1. Auflage.

Online-Quellen:

https://www.pharmazeutische-zeitung.de/ausgabe-412017/wie-fructose-den-stoffwechsel-stoert/

https://www.diabetes-deutschland.de/archiv/archiv_2394.htm

https://www.welt.de/gesundheit/article148017029/Warum-zu-viel-Zucker-uns-dumm-macht.html

https://swrmediathek.de/player.htm?show=c409aac2-1e22-11e9-9a07-005056a12b4c

https://www.zuckerkrank.de/diabetes-typ-2/diabetes-typen

https://lchf-deutschland.de/zuckersucht-existiert-sie-wirklich/#_ftn1

https://www.jumpradio.de/thema/welche-auswirkungen-hat-zucker-auf-den-koerper-100.html

https://www.aerztezeitung.de/medizin/krankheiten/diabetes/article/973873/zucker-reduktion-so-will-deutschland-dickmacher-bezwingen.html

https://www.mdr.de/nachrichten/politik/ausland/zucker-steuer-getraenke-grossbritannien-100.html

https://www.foodwatch.org/fileadmin/Themen/Ampelkennzeichnung/Bilder/Danone_Der_Nutri_Score.pdf

https://www.vzhh.de/themen/lebensmittel-ernaehrung/ampelkennzeichnung-jetzt

https://de.wikipedia.org/wiki/Zucker

https://www.dge.de/wissenschaft/weitere-publikationen/fachinformationen/suessstoffe-in-der-ernaehrung/

https://www.vis.bayern.de/ernaehrung/lebensmittel/gruppen/zucker.htm

https://www.medizin-transparent.at/aspartam-suesses-gift-oder-harmlos

https://stevia.uni-hohenheim.de/herstellung

http://edoc.sub.uni-hamburg.de/haw/volltexte/2016/3227/pdf/Kristina_Roos_BA.pdf

https://www.pharmawiki.ch/wiki/index.php?wiki=Lactitol

https://bmcmicrobiol.biomedcentral.com/articles/10.1186/1471-2180-8-45

https://www.aerztezeitung.de/medizin/fachbereiche/allgemeinmedizin/article/678653/kaugummi-schuetzt-mittelohrentzuendung.html

https://www.safs-beta.de/infos/ernaehrungs-lexikon/begriff/energiebedarf.html

https://www.dge.de/ernaehrungspraxis/diaeten-fasten/paleo/

http://www.kleine-steinzeit.de/de/blogs/paleo-blog/xucker-light-Xylit-als-echter-paleo-zuckerersat/

https://www.stern.de/gesundheit/ernaehrung/diaet/diaeten-im-check--so-funktioniert-weight-watchers-3532574.html